全人的視点にもとづく

精神看護過程

第2版

白石壽美子・武政奈保子 編著

医歯薬出版株式会社

〈執筆者一覧〉

編　集

白石壽美子　元　帝京大学医療技術学部看護学科　教授

武政奈保子　元　帝京科学大学医療科学部看護学科　教授

執　筆

安保　敏枝　東京都立南多摩看護専門学校　専任教員

鹿澤　京子　亀田医療技術専門学校　専任教員

白石壽美子　編集に同じ

武政奈保子　編集に同じ

八田由利子　元　医療法人社団翠会陽和病院看護部

藤木眞由美　目白大学看護学部看護学科　准教授

寳迫佳代子　東京都立府中看護専門学校　専任教員

This book is originally published in Japanese
under the title of :

ZENJINTEKISHITEN-NI-MOTOZUKU
SEISHIN KANGO KATEI

(The Psychiatric and Mental Health Nursing Process
on a Holistic Assessment)

Editors :
SHIRAISHI, Sumiko
Former Professor, Department of Nursing, Faculty of Medical Technology,
Teikyo University
TAKEMASA, Naoko
Former Professor, Department of Nursing, Faculty of Medical Sciences,
Teikyo University of Science

ISHIYAKU PUBLISHERS, INC.
7-10, Honkomagome 1 chome, Bunkyo-ku,
Tokyo 113-8612, Japan

第2版　はじめに

コロナ禍のような感染症やAI技術革新のため，先行きの見えない不安な時代と未来への期待に多くの人たちが直面しています．変化をもたらす，このような時代の変革期には，適応困難な人びとにストレスを与える数多くの要因があります．適応困難な人びととは，遺伝素因をもった人，困難な社会環境におかれた人，年齢のために環境適応ができなくなってしまった人，ストレスに押しつぶされてしまった人，身体的な病気をもつ人など，逆境や困難に耐えられなくなった状態の人たちです．精神看護は人間の多様性をケアする看護です．

この度，わたしたちは「全人的視点にもとづく精神看護過程」の改訂版を発行する運びとなりました．看護の質の向上および質の保証のための本書の使命が変わることはありませんが，今日，病院は，外来，在宅における看護のなかで，今までになかった多様な人たちのケアと，より現実的で具体的な事例にもとづく看護の必要性を感じるようになりました．

わたしたちは，精神疾患の看護を初めて学ぶ看護学生のために，看護師が人間の本質をどのように考え，学ぶことが必要であるかを本書で示していかねばならないと思っています．これは，看護独自の専門性とかかわりのあることです．看護師でなければできないかかわりかたです．本書はゴードンの機能的健康パターンを活用した看護過程をベースにしています．このように全人的に人間を見ていくことは看護師にしかできない視点です．精神疾病は，患者自身の安全にかかわるだけではなく，患者が生きる環境に深く影響を及ぼしていきます．単に疾患の看護だけではなく，患者周辺のケア，患者が及ぼす不都合だけではなく，われわれが健康生活を取り戻すために必要な外部環境とは，どのようなものであるか，深く考えていかねばならないと思います．

この改訂版では，事例の具体化とケアの介入方法について，初版より充実させました．特に高齢患者のケアと在宅患者のケアに幅を広げ，多様化する精神看護を展開していきます．

本書を用いるすべての方に精神看護の普遍性を理解していただけるように改訂させていただきました．

2021年8月
著者代表
白石壽美子・武政奈保子

初版　はじめに

看護教育課程において，看護過程は看護の方法のひとつと位置づけられており，看護の質向上および質保証のために必要不可欠なものとなっています．

本書は，精神障害者の看護過程を初めて学ぶ看護学生を対象とし，全人的視点が明確であるゴードンの機能的健康パターンを活用した看護過程をわかりやすく学べる書籍を目的としました．

精神障害者の看護過程を初めて学ぶ看護学生の傾向として，患者を病名のみで理解しようとする，身体とこころを別々のものとして観察しようとするなど，全人的な視点で患者を把握できないことがあげられます．全人的視点での患者理解とは，患者を病名で理解するのではなく，病気は患者の一部分という理解が必要であり，身体とこころは切り離されたものではなく，「人間は身体的，心理的，社会的側面が相互に作用しあっている統合体」という理解が必要です．ゴードンの機能的健康パターンは，初学者にこれらの側面のつながりを意識させながらの患者理解が可能であり，どの看護領域においても活用できます．

本書は 3 章から構成されています．第 1 章では，精神看護とは何か，すなわち精神看護の定義や概念，構造について述べたうえで，精神看護における看護過程を解説しました．看護過程の展開では，精神障害者特有の情報収集やアセスメントのポイント，健康課題の抽出，計画，実施，評価まで示しました．さらに，全人的視点とは何かについて概説し，精神看護とのつながりについて検討しました．

第 2 章では，全人的視点でとらえるうえで最も有効と考えられる枠組みとしてゴードンの機能的健康パターンについて概要を紹介し，精神看護におけるアセスメントのポイントおよびアセスメントガイドを示しました．

第 3 章では，事例を用いて，患者の基本情報，アセスメント項目と視点，アセスメントから結論，関連図，課題抽出，看護計画までのプロセスを展開しました．事例には，代表的な精神障害である統合失調症，気分障害，アルコール依存症，摂食障害を選び，特に統合失調症の事例では，患者の回復過程がイメージできるように，急性期，慢性期，回復期の看護を展開しました．また，事例では入院中の看護だけでなく，社会とのつながり（継続治療と日常生活）を意識できるように工夫しました．

本書は，精神看護学のテキストのほか，精神看護学実習にも活用できます．また看護師が病棟において学生を指導するときにも活用できると思います．本書が読者のみなさまのお役に立てば幸いです．

最後に，このような書籍になるまで，忍耐強く付き合って下さいました医歯薬出版株式会社の編集担当者の惜しみない援助に深謝いたします．

2014 年 3 月
著者らを代表して
白石壽美子・武政奈保子

もくじ

第3章

看護過程の実際 —— 事例展開

COLUMN

本文デザイン・装丁：Isshiki

第1章

精神看護における看護過程

精神看護とは

❶ 精神看護の定義・概念

わが国では，一般的に精神看護は「こころの看護」と認識されています．近年，精神看護は，こころを病む人およびその家族への看護はもちろんのこと，こころの健康な人に対してもその健康をさらに良好にし，精神障害を予防する活動であるという認識も定着してきました．

1989 年，米国看護協会は，「看護の専門性の内容」を提示し，そのなかで「精神科−精神保健看護は，人間の行動に関する理論と生物・生理学にもとづいて展開される実践であり，精神の健康に関する顕在的問題や潜在的問題を予防したり改善したりする活動である．可能なかぎり個人，家族，地域の良好な健康を促進することに関心を払っている」と位置づけています．また，教科目も「Psychiatric and Mental Health Nursing」となっており，直訳すると「精神科−精神保健看護」となり，精神科看護（精神疾患患者の看護）と精神保健を統合した内容が含まれています．わが国では，精神看護あるいは精神保健看護とも訳されています．

Psychiatric Nursing は，精神医学的に ICD-10（p.25 参照）や DSM-5（p.25 参照）で精神疾患あるいは精神障害と診断された人への看護です．このような患者の特性として，認知，思考，感情，知覚などの高次の精神機能障害があり，これらの障害が顕著なコミュニケーションの障害，対人関係の障害などとして具体的に表出しています．患者がこのような障害を軽減し，社会生活ができるようになるためには，ほかの専門職と共同しての治療的な看護が必要となります．一方，Mental Health Nursing は，こころの健康をさらに良好にし，精神障害の予防をすることが必要な人への看護です．精神医学的な診断はされていませんが，誰もが体験する不安や心配，あるいは葛藤に対処していくことが必要な人への看護です．よりよいこころの健康を生み出す看護が求められます．

精神看護師は，対象がどのような健康状態であろうとも，対象の QOL（Quality of Life：生活の質）の向上へ向けて，その人が望む生活をその人らしく生き生きと送れるよう援助することをめざしています．精神看護の範囲は，精神的健康・不健康を問わず，精神保健の維持・向上ならびに精神障害の予防，精神障害をきたした場合の看護，精神障害のリハビリテーション過程への看護，終末期の看護まで幅広く含まれています．

❷ 精神看護の構造

精神看護の構造は，「対象の全人的理解」「看護倫理」「対象—看護師関係」を基盤とし，「専門職としての知識・技術」「看護過程」「対人関係的技術」を方法として，対象との相互作用を通して対象の「生活」にアプローチし，「対象の QOL の向上」を目的とします（構造の枠組みは，田中美恵子編著「精神看護学」[1] を参考にした）．

(1) 対象の全人的理解

精神看護の対象を全人的に理解するとは，精神に障害をもつ人や精神的問題をもつ人をひとりの尊厳ある人間として理解するということです．わが国では，近年まで，精神に障害をもつ人がひとりの尊厳ある人間として処遇されてこなかった歴史があることは周知のことです．その要因としては，他者による偏見やスティグマの問題などのほかに，精神看護においても長いあいだ医学に依存してきたことではないかと考えられます．心身二元論の立場をとってきた医学の影響を受けて，精神看護も身体の看護に偏っていたことが考えられます．その反省から，患者を全人的に理解することや全人的な看護を提供することがスローガンとなり，現代にもしっかりと引き継がれています．

看護師がどのような人間観をもって看護を行うかということは重要な課題です．それによって，対象のもつニーズや看護問題のとらえかたが変化し，看護の方法が左右されるからです．現在では，「人間は身体的，心理的，社会的側面が相互に作用し合っている統合体である」[2] と定義され，対象を「ひとりの人間」として理解する考えかたは定着してきています．この定義を活用した看護理論の開発も活発にされてきています．

現象学の入門書であるヴァン・デン・ベルグ（van den Berg, J.H.）の「人間ひとりひとり」[3] では，精神障害者を健常者と区別せず，ひとりの人間として理解する考えかたを提案しています．人間は主観的存在であり，内的世界が一人ひとり異なることを説き，また，その人が今体験していることは，その人にとっての現実であるので，その意味をありのままに理解することの大切さを述べています．看護師には，対象の意味世界を理解したスピリチュアルケアが常に求められていますので，現象学や実存哲学による人間理解の視点を導入することは精神看護には適しているように考えます．

精神看護においては，対象を全人的に理解する意義を明確にし，偏見などによって看護の内容が左右されないよう努力することが求められています．

(2) 看護倫理

倫理とは，広辞苑によると「よいことをすること」と定義されています．したがって，看護倫理とは，「対象にとってよいことをすること」となります．

専門職の行う「実践」は，看護に限らず目的をもち，倫理的によしとされている社会的活動をさすとされており，実践することそのものが倫理的であるべきことと考えられます．すなわち，看護師は常に患者にとって最善と考えられるものを選択しています．その選択のなかに患者の自己決定権の尊重，患者本位の医療がなされなければならないことは重要な倫理原則となっています．

看護師は，対象がどのような状態にあるときでも，対象にとって「よいこと」を行うことをめざします．

この「よいこと」が看護師のとるべき行動の指針となり，行動の判断となっています．1988 年に日本看護協会から「看護師の倫理規定」が提示されており（2021 年改訂「看護職の倫理綱領」），このなかでは，生命の尊重，人間としての尊厳および権利の尊重，公平性，プライバシーの確保などが提示されています（**表 1-1**）．

(3) 対象―看護師関係

対象と看護師の関係は，精神看護の基盤となるものです．専門職としての関係とは，社会的契約の関係であり，お互いの目標は患者の回復ということで一致しています．患者は援助を要するニーズをもつ人であり，看護師はそのニーズを満たす援助者であるという関係です．しかも療養期間中という時間的制約のなかで，関係づくりが行われます．

患者は，精神疾患や症状のために人間関係が破綻した状態で入院になることが多く，その再構築という課

表 1-1　看護職の倫理規定

看護職の倫理綱領

2021 年　公益社団法人日本看護協会

人々は，人間としての尊厳を保持し，健康で幸福であることを願っている．看護は，このような人間の普遍的なニーズに応え，人々の生涯にわたり健康な生活の実現に貢献することを使命としている．

看護は，あらゆる年代の個人，家族，集団，地域社会を対象としている．さらに，健康の保持増進，疾病の予防，健康の回復，苦痛の緩和を行い，生涯を通して最期まで，その人らしく人生を全うできるようその人のもつ力に働きかけながら支援することを目的としている．

看護職は，免許によって看護を実践する権限を与えられた者である．看護の実践にあたっては，人々の生きる権利，尊厳を保持される権利，敬意のこもった看護を受ける権利，平等な看護を受ける権利などの人権を尊重することが求められる．同時に，専門職としての誇りと自覚をもって看護を実践する．

日本看護協会の『看護職の倫理綱領』は，あらゆる場で実践を行う看護職を対象とした行動指針であり，自己の実践を振り返る際の基盤を提供するものである．また，看護の実践について専門職として引き受ける責任の範囲を，社会に対して明示するものである．

1. 看護職は，人間の生命，人間としての尊厳及び権利を尊重する．
2. 看護職は，対象となる人々に平等に看護を提供する．
3. 看護職は，対象となる人々との間に信頼関係を築き，その信頼関係に基づいて看護を提供する．
4. 看護職は，人々の権利を尊重し，人々が自らの意向や価値観にそった選択ができるよう支援する．
5. 看護職は，対象となる人々の秘密を保持し，取得した個人情報は適正に取り扱う．
6. 看護職は，対象となる人々に不利益や危害が生じているときは，人々を保護し安全を確保する．
7. 看護職は，自己の責任と能力を的確に把握し，実施した看護について個人としての責任をもつ．
8. 看護職は，常に，個人の責任として継続学習による能力の開発・維持・向上に努める．
9. 看護職は，多職種と協働し，よりよい保健・医療・福祉を実現する．
10. 看護職は，より質の高い看護を行うために，自らの職務に関する行動基準を設定し，それに基づき行動する．
11. 看護職は，研究や実践を通して，専門的知識・技術の創造と開発に努め，看護学の発展に寄与する．
12. 看護職は，より質の高い看護を行うため，看護職自身のウェルビーイングの向上に努める．
13. 看護職は，常に品位を保持し，看護職に対する社会の人々の信頼を高めるよう努める．
14. 看護職は，人々の生命と健康をまもるため，さまざまな問題について，社会主義の考え方をもって社会と責任を共有する．
15. 看護職は，専門職組織に所属し，看護の質を高めるための活動に参画し，よりよい社会づくりに貢献する．
16. 看護職は，様々な災害支援の担い手と協働し，災害によって影響を受けたすべての人々の生命，健康，生活をまもることに最善を尽くす．

題を抱えている場合があります．看護師は患者との相互作用のなかで対人関係を発展させながら，ケアを提供していきます．その目的は，看護師を生きたモデルとして，患者がほかの人びととのあいだで生じてくる問題の解決の仕かたを学べるようにサポートをすることです．患者は看護師との関係を通して，ほかの対人関係で生じるさまざまな具体的な体験をし，それまでとは異なった人間関係のなかで，相互依存のありかたや，より満足感のもてる現実への対処の仕かたを学ぶことになります．そのことによって，患者は自己評価を高め，問題解決に取り組む力を育み，それを他者との関係に生かしていくことができるようになるのです．この関係は，治療的関係と呼ばれ，看護師がケアの道具となり，患者の自己成長をめざして，病院あるいは病棟内のほかの患者も含めた人的・物的資源を活用し，患者に学習の機会を提供することです．

表 1-2　人間対人間の関係確立に至る諸相（Travelbee, J.）（長谷川浩による簡略化）.

初期の出会いの位相	看護師と病気の人はお互いを一種のステレオタイプとか第一印象をもとにして認識判断する傾向があり，独自性の認識は乏しいか欠けている
同一性の出現の位相	相互作用を通じて，他者の独自性を認めようとする．相手をカテゴリーではなくいっそう独自な人間としてみはじめる
共感の位相	共感的な相互理解の体験を得る
同感の位相	他者の苦悩を理解し，それによって心が動かされ，その原因をやわらげたいと願う
ラポールの位相	お互いが結ばれているという体験をする．「看護師」と「患者」というステレオタイプにとらわれずに，生き生きした出会いを体験する

（日本精神科看護技術協会編：精神科看護の専門性をめざして専門基礎編〔下〕．日本精神科看護技術協会，1997，p.2.）

また患者と看護師の関係は，人と人の関係を前提とした，専門職としての関係であると考えられています．つまり，看護師が専門職としての援助関係を形成するということは，当たり前の人と人との関係をも形成することが求められています．

トラベルビー（Travelbee, J.）は，「人間対人間の看護」のなかで，看護について，「看護とは，対人関係のプロセスであり，それによって専門実務看護婦は，病気や苦難の体験を予防したり，あるいはそれに立ち向かうように，そして必要なときにはいつでも，それらの体験のなかに意味を見つけだすように，個人や家族，あるいは地域社会を援助するのである」[4] と定義しています．

また「人間対人間の関係」は，「最初の出会い」「同一性の出現」「共感」「同感」の位相を経た後，ラポールの位相に達し，確立されると述べています（**表 1-2**）．これらの記述から，彼女は，看護の目的は，「人間対人間の関係」を確立することを通して達成されるものと考えたことや，「人間対人間の看護」は患者や看護師という役割を超えた個人と個人の関係を中核においたことは，それまでの患者─看護師関係に大きな意味を与えたといえます．

(4) 専門職としての知識・技術

専門職としての知識

専門職としての知識には，①人間のこころと行動の理解のための知識，治療的介入方法についての知識，②精神保健医療福祉に関する知識があります．

①の具体的内容としては，精神疾患や検査，治療法，精神分析理論によるこころの構造と機能，精神分析療法，心理社会的発達理論，対人関係論，学習理論，リハビリテーション論，行動療法，認知行動療法，集団精神力動論と集団精神療法などがあります．

②には，精神保健医療福祉の歴史・法律・諸制度などがあります．

専門職としての技術

専門職としての技術には，看護過程を展開する技術と対人関係的技術があります．看護過程を展開する技術は，第 1 章「2．精神看護における看護過程」で概説しますので，ここでは省略します．対人関係的技術にはいろいろありますが，そのひとつに「患者–看護師関係の発展過程」があります．

精神看護では，患者と看護師の対人関係において看護が推進されていきます．看護師には患者との良好な関係を発展できる治療的なかかわりが求められています．

最初に，患者-看護師関係を理論化したのはペプロウ（Peplau, H.E.）です．対人関係論の立場から患者と看護師のあいだに生じる関係性を理論化し，患者と看護師の関係は段階的に発展していくことを明らかにしました．すなわち，方向づけの段階，同一化の段階，開拓利用の段階，問題解決の段階です．また，トラベルビーも独自の患者-看護師関係の発展過程を明らかにしています．出会いは，それぞれ一度限りのものですが，あらゆる看護師と患者間の相互作用は，次の４つの段階を進むものと考えています．すなわち，相互作用以前の段階，導入ないしオリエンテーションの段階，同一性出現の段階，対人関係終結の段階です．

わが国で最初に患者–看護師関係を理論化したのは，外口玉子といわれています．時代の変化に応じて，患者と看護師との発展過程は変化していることを示しています．患者–看護師のかかわりは，その都度一度限りのものですが，時間の流れのなかで積み重ねられ，いくつかの段階や時期を経ていくと考えていました．すなわち，関係をもちはじめる時期，関係をもちつづけていく時期，関係の終結に向かう時期です．

精神を阻害されている人は，対人関係のもちかたが困難であることが多く，対人関係の構築や維持には技術が必要とされます．またその技術が看護でもあります．

看護過程を展開する技術と対人関係的技術は，常に同時並行して相補的に用いられます．すなわち，看護師は患者との関係をつくりながら観察を行い，仮説を立て，患者の反応を見て仮説を確かめながら判断し，次の関係へと進み，看護介入を行います．この過程では，看護師は患者との関係づくりと患者の精神状態のアセスメントを同時に行っています．これらは精神看護において最も基本的な技術であり，看護過程のあらゆる段階で用いられています．

(5) 対象の生活

精神看護師は，対象との相互作用を通して対象の生活にアプローチし，対象の QOL の向上をめざしています．したがって，生活概念をどのようにとらえて援助するかは重要です．

これまでは，対象の生活概念をとらえるためにセルフケア理論，ロイの適応理論などが活用されてきましたが，2001 年，WHO は International Classification of Functioning, Disability and Health（ICF：国際生活機能分類—国際障害分類改定版—）のなかで「生活機能」という概念を提唱しました．現在，この考えかたは，認知症介護，障害児教育，精神保健福祉などの領域で活発に導入されており，対象の生活はもちろん，環境や対象のもつ強みに無理なく自然と目が向けられ，対象とともに改善点を考え，検討できるなどの効果が伝えられています．精神看護の領域では，この考えかたの導入は少ない状況ですが，WHO の提案を確認したいと思います．

以下，ICF の特徴をまとめるにあたって，「国際生活機能分類—国際障害分類改定版—」[5)]および「ICF の理解と活用—人が『生きること』『生きることの困難』（障害）をどうとらえるか」[6)]を主要文献としました．

✎ICF の特徴

a．ICF の構成要素

ICF の構成要素は，「心身機能・構造」「活動」「参加」の３つの生活機能と「健康状態」「環境因子」「個人因子」の３つの背景因子です．ICF では，これらのあいだに相互作用や複合的な関係があると考えられています（**図 1-1**）．

b．生活機能の考えかた

ICF では，生活機能とは「人が生きること」の全体を示すもので，生命，生活，人生を包括するものとしてとらえられています．「心身機能・構造」「活動」

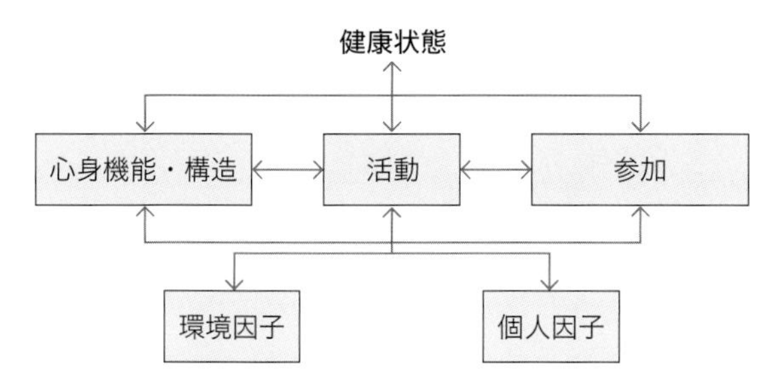

図 1-1　ICF モデル

「参加」の 3 つは，生活機能の 3 つのレベルを示しており，それぞれ「生物レベル」「個人レベル」「社会レベル」ということになります．上田は「生命レベル」「生活レベル」「人生レベル」のほうが理解しやすいとしています．

<各レベルに含まれる具体的な内容>

①心身機能・構造（生命レベル）

「心身機能・構造」とは，人間を生物として「生きる」ことをとらえたものです．心身機能とは，手足の動き，精神の働きなどの機能であり，構造とは，手足や心臓などの身体の部分のことです．

②活動（生活レベル）

「活動」とは生活行為のことです．日常生活行為（ADL）は生きていくために必要な行為であり，顔を洗う，歯を磨く，食事をするなどです．そのほか，家事行為（食事をつくる，掃除をするなど），仕事で必要な行為（事務を執る，機械を扱うなど），余暇活動（趣味や旅行やスポーツなど）も含まれます．

③参加（人生レベル）

「参加」とは，人生のさまざまな状況に関与し，そこで役割を果たすことです．たとえば，主婦としての役割，仕事場での役割，あるいは趣味への参加，スポーツへの参加，地域活動への参加，政治活動への参加などがあります．

「生活機能はセルフケアと同語である」

上記の説明から，生活機能とは人が日常生活を円滑に過ごすためのさまざまな機能のことと考えられます．それには，食事，排泄，入浴や清潔，活動や休養など人間らしい日常生活を営むうえで欠かすことのできない基本的な生活機能があり，また人間関係，職業と労働，社会活動，趣味なども広く生活機能と考えていることがわかります．稲岡は「生活機能はセルフケアと同語である」[7] と指摘しています．オレム（Orem, D.E.）は「セルフケアは生命，健康および安寧を維持するうえで個人が自分自身のために考えて行う行動」[8] と述べています．セルフケアは，その人が属する文化圏や地域の習慣などの影響を受けながら，個人が発達段階で必要な学習を行い，習得していく意図的な機能です．セルフケアが健全に機能すれば，個人の適切な日常生活パターンは維持されますが，セルフケアの一部または全部が機能しなくなると日常生活パターンに障害を生じることになります．生活機能の障害は看護の重要な対象となります．

c．「障害」のとらえかた

ICF は障害を人が「生きる」こと全体のなかに位置づけて，「生きることの困難」として理解するという根本的に新しい見かたを提案しています．すなわち，ICF では「障害」は，生活機能のなかに位置づけられています．それまでは「疾病」と「障害」は区別されないまま用いられてきました．従来の WHO による疾病と障害について述べている ICIDH（International Classification Impairments，Disabilities and Handicaps）は，「障害」を制限や能力のなさといったマイナス面からとらえ，「機能障害」から「能力障害」，「社会的不利」へと進む 3 段階に分類していました．これを改善したのが ICF です．ICF では「生活機能」というプラス面に注目するよう変化しています．

「心身機能・構造」に問題が生じた状態が「機能障害（構造障害を含む）」，「活動」に問題が生じた場合

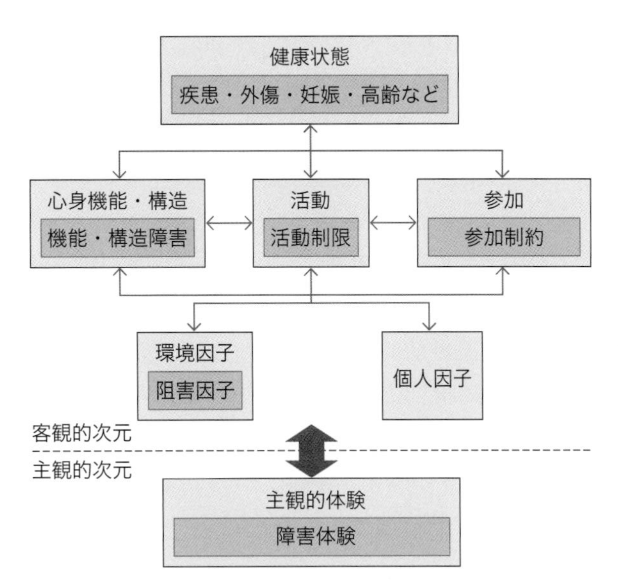

図 1-2　ICF モデルの改変
（上田による生活機能と障害の構造 [6]）

が「活動制限」,「参加」に問題が生じた場合が「参加制約」です．このようにそれぞれのレベルでプラスを前提として，そこに問題が生じた場合をみることになるので，これは障害というマイナス面を生活機能というプラス面のなかに位置づけてみるといえます．なお，プラス面の包括概念が「生活機能」であるのに対して，マイナス面の包括概念が「障害」です．ICIDH では 3 つのレベルのひとつ「能力障害」であった Disability が ICF ではマイナス面全体を示す包括概念「障害」に変わったことに注意が必要です．このように「障害」も 3 つのレベルからなるという理解は重要です（**図 1-2**）.

d．階層性の考えかた

ICF は「人が生きること」を 3 つの階層からなる構造としてとらえています．「心身機能・構造」レベルが一番下にあり，その上に「活動」レベルがあり，その上に「参加」レベルがあるという構造です．階層構造では，各階層のあいだには，相互依存性と相対的独立性があると考えられています．相互依存性はお互いに影響を与え合うということですが，相対的独立性はお互いに影響し合うけれども，それぞれのレベルには，独自性があり，ほかからの影響で全部決まってしまうことはないという考えかたです．

「例：統合失調症」

たとえば「健康状態」に統合失調症がある場合，「心身機能」の問題としては自閉傾向が強い，「活動制限」としては対人関係の障害が強いということになります．そして「参加制約」に働くことができないでいるということがある場合には「参加」レベルに働きかけて，作業所に就労するというのがひとつの解決方法になります．作業所で働くことを通じて，さまざまな場での人間関係を経験します．そのことにより対人関係の障害が改善し，そして自閉傾向自体も改善してくるということがおこります．統合失調症は治ったわけではありませんが，それからくる障害（生活機能低下）は改善することになります．

これは「参加」レベルの相対的独立性を利用して，そこから逆に活動や心身機能のレベルへの今までになかった新たなプラスの相互依存性を開発して活用していくということです．

ICF では，健康や病気をみていく場合に，ICF と ICD-10 の両者を併用して，病気の面だけでなく，生活機能との両面からみていくことが望ましいとしています．これは「健康とは，単に病気がないということではなく，『生活機能』全体が高い水準にある状態」だからです．

(6) QOL の向上

精神看護の目的は，対象の QOL の向上に向けて，その人が望む生活をその人らしく生き生きと送れるように援助することです．QOL は，「生命あるいは生活の質の豊かさ」,「人生の快適性」と訳されています．個人の安寧感，生活の満足感，幸福感を表していて，その基準は個人の価値観に依存しています．そのため，QOL の向上は対象にとって意味のあることを追及することになります．日々の看護では，対象がどのような健康状態であろうとも，できるだけ意思決定や選択の機会を多くしていくことが求められています．

また精神障害者のQOLを考えるうえで欠くことのできないものにノーマライゼイションの理念があります．この理念は，1959年，デンマークの知的障害協会会長のバンクーミケルセン（Bank-Mikkelsen, N.E.）が最初に唱えた思想で，「障害の有無にかかわらず，すべての人びとが平等に社会の構成員として自立した生活や社会活動を営むことを可能にすること」[9] を意味しています．知的障害者の領域から普及したもので障害者福祉の基本思想となっています．デンマークやスウェーデンなどの北欧諸国から国際的に広がった思想であり，わが国では障害者基本法（1993年），精神保健法（1995年）の基本理念になっています．

〈文　献〉

1）田中美恵子編著：精神看護学．日総研，2001，pp21-22.
2）小池明子・他：対象としての人間理解．新版看護学全書 第12巻 基礎看護学1看護学概論．メヂカルフレンド，1992，pp68-69.
3）ヴァン・デン・ベルグ著，早坂泰次郎訳：人間ひとりひとり—現象学的精神病理学入門．現代社，1998.
4）Travelbee J. 著，長谷川　浩・他訳：人間対人間の看護．医学書院，1998，p3.
5）障害者福祉研究会：国際生活機能分類—国際障害分類改定版—．中央法規，2002.
6）上田　敏：ICFの実践的意義．ICFの理解と活用—人が「生きること」「生きることの困難」（障害）をどうとらえるか．きょうされん，2007，p35.
7）樋口泰子・他監修：精神看護と看護過程．精神看護　第2版．文光堂，2006，p134.
8）Stephen J．Cavanaqh著，数間恵子・他訳：セルフケアとは何か．オレムのセルフケア・モデル．医学書院，1993，p4.
9）出口禎子編：社会療法．ナーシング・グラフィカ32　精神看護学　情緒発達と看護の基本．メディカ，2004，p203.

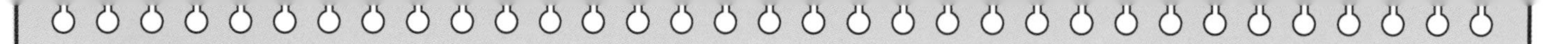

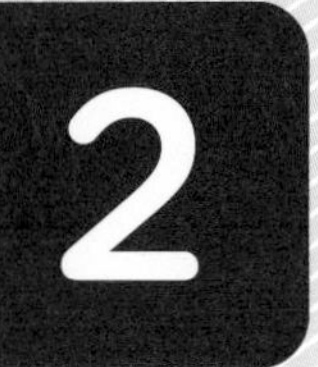

2 精神看護における看護過程

❶ 看護過程の基本的な考えかた

精神看護領域において，“看護過程”という言葉は，アセスメント・看護診断・計画・実践・評価という“問題解決に向けた看護過程”と，看護師-患者関係の相互作用を基盤に看護ケアを展開するという“対人関係的な看護過程”の２つの意味で用いられています[1, 2)]．その理由として，稲岡は，「精神看護の対象は生物的特性とともに精神機能が阻害され，しかも日常生活や社会生活が全般にわたり障害をきたしている．そして，このような特性をもつ対象に援助する過程は，看護師-患者という動的な相互作用が大きく左右する．このような点から，精神看護領域においては看護実践を知的なアセスメントを基盤に画一的な段階に沿って系統的にアプローチする“問題解決に向けた看護過程”では限界があると考えられている．一方，看護師の直観や主観的判断，さらには情緒的反応が重視される“対人関係的な看護過程”では，他者には理解し難く，しかも客観的に妥当性を立証することが困難である．精神看護領域では，両者を統合した援助過程が必要とされると考えられている」[1)]と述べています．両者を統合した看護過程は課題となっているようですので，ここでは問題解決に向けた看護過程を中心として説明します．

対象を援助するために問題解決に向けた看護過程は必要不可欠なものです．その過程は，前述したように，アセスメント・看護診断・計画・実践・評価の５段階から構成されています．すなわち，対象の健康に関する情報を収集し，それらを整理，分析，統合することで，現在おこっている問題や今後おこりうる潜在的な問題を明らかにして，課題解決の方向性を見出し，具体的な計画を立て，その効果を評価するというプロセスを辿ります．取り上げる看護診断には，リスク型，実在型，ヘルスプロモーション型，共同問題があります．

看護過程の基礎的知識については，基礎看護学で「看護の方法」としてすでに学び，理解されていると思いますので，本書では精神看護における看護過程の特徴について述べます．精神看護における看護過程では，対象の病状は急性期，慢性期，リハビリテーション期，終末期においてさまざまです．急性期などでは問題解決型の看護過程が中心になりますが，慢性期そのほかにおいては対象がこれまで生きてきた生活のなかで大事にしている強みを生かすヘルスプロモーション型の看護過程も活用します．どのような健康状態であろうとも，その人がその人らしく生き生きと過ごせるように援助することをめざした，看護の提供が重要と考えています．

なお，これ以降は精神障害者の看護過程について説明しますので，対象を患者と表記します．

❷ 看護過程の展開

(1) 第１段階　アセスメント

患者の健康に関するデータを収集し，整理し，査定する段階です．この段階では，患者の状態やおかれている状況などを明らかにします．

情報収集

この段階は，看護過程の最初の段階であり，患者の健康に関する情報を収集します．そして，患者を包括的に理解する段階です．患者は今，どのような状態であるのか，なぜ，そのような状態になっているのか，どうすることがよいのかを明らかにするところです．

精神機能を阻害されている患者は，日常生活や社会生活が全般にわたり障害をきたしていることが多いので，多面的な情報収集が必要です．情報収集は主に観察やインタビューなどによって行いますが，その観察の特徴は，観察しようとする対象である精神機能を直接，目でみることができないことです．したがって，患者の言動や行動をできるだけ「ありのままに」観察することが精神状態を判断することになります．しかし，患者の精神状態をとらえて表現することは難しく，数値のような客観的尺度では測定できません．また精神機能を阻害されている患者が自分の病状をそのまま言語化できるとは限らず，その表現は別の意味や内容を示していたりすることもあります．これらのことから，現実には看護師の価値観や偏見，あるいは医学診断名が患者の精神状態の判断に影響を与えています．観察で重要なことは，先入観をもたず患者と根気よくかかわり，患者のあるがままを受け止めることといえます．

また看護師の観察力の精度を高めることが課題となっています．その工夫のひとつとして，「参与しながらの観察」が行われています．看護師は，患者に関与している自分を観察する必要があるということです．観察者として患者をみていると「患者に接している自分」という意識は失われがちです．患者の態度や言動は，観察者を抜きにしては評価することはできないので，患者に関与する自分を観察することも必要となります．したがって，観察者は自己の態度，行動にも注意を向け，そこでとられたコミュニケーションの意味を自分と患者とのかかわりのなかから理解していくことが望ましいとされています．患者への対応としては，安定した心理状態で患者に接することを心がけます．

看護師は常に客観的に事実をとらえる情報収集を行っていく必要があります．本人から詳しい情報が得られないときには，家族などからの情報も参考になります．チームで，多面的に情報の確認をすることが大事です．

アセスメント

この段階は得られた情報を整理し，その情報の意味や成り行きなどを解釈・分析し，ほかの情報との関連性を見出し統合する過程です．

患者の看護上の問題をアセスメントするためには，精神病理学的な側面だけでなく，心理・社会的側面からも問題の全容を広く把握します．そして，問題として取り上げた理由，問題や問題行動の要因や結実因子，また促進因子や患者のコーピング能力やサポートシステムなどに注意します．また，できるだけ正確な情報を得るためには，患者の考えや感情，訴えのもとになっている具体的な事実を把握します．そのためには看護師は人間の行動，心の反応に関する視点を幅広く，奥行き深くもっている必要があります．理論はその視野を広げてくれるものになります．そして目に見えない精神の現象をできるかぎり的確にアセスメントするためには，理論や概念に依拠し推論する必要があります．精神分析理論，心理社会的発達理論，対人関係理論，学習理論，セルフケア理論，危機理論などが活用できます．

看護過程の枠組みには，ヘンダーソン，オーランド，オレムなどがありますが，ゴードンの機能的健康パターン分類を参考に精神障害者の看護におけるポイントを含めて作成したアセスメントガイドを33 頁に示しました．患者の言動や行動を観察したことから，看護師は患者像を組み立てます．観察した事柄を一度整理してから，患者像の把握をしてみると，部分として観察されていたそれぞれの関連性がみえ，意味が深まります．そしてまた，その意味を探り，アセスメントを何回も繰り返すことで，情報と情報の関連がみえるようになり，真の患者理解に近づいていくことになります．観察したことを系統立てて包括的な存在として把握することが大事です．

総合アセスメントは，他職種との合同ミーティングで行われることが望ましいです．アセスメントの内容に関する客観性や妥当性が高まるからです．しかし，このような総合アセスメントから看護診断を決定するときには看護の視点から行うことが必要です．

(2) 第２段階　看護診断

統合・課題抽出・優先順位

収集した情報のアセスメントの結果が看護診断となります．アセスメントによって，患者の精神機能の障害の程度，個人内力動などの特徴，看護における問題や課題の明確化，課題達成のために活用できる患者の能力などを明確にし，看護診断を特定化することになります．

情報を整理，解釈して，さらに統合することで患者の全体像がみえてきます．すなわち，健康課題はどのような原因でおこっているのか，そのままの状態だとどうなってしまうのか，それを改善するにはどのような援助が必要なのかなどです．

次に，明らかになった複数の課題に対して優先順位を決めます．基本的には，①生命の危険性が高い，②本人の苦痛の程度が高い，③健康に及ぼす影響が強い，④生活行動に及ぼす影響が強い，の順で決定されますが，最終的には対象者にとって何が大切であるかを考えて決定します．

精神機能が阻害された患者では，多くの要因が複雑に絡み合い，健康課題はひとつではありません．またひとつの課題にも多くの背景や要因があるので，優先順位を決めることは困難です．生命の危機が優先されるのはもちろんですが，安全・安楽を中心に患者自身の思いも大切する必要があります．

精神看護における看護診断は，医学的診断で表すのではなく，現在の健康状態が，日常生活にどのように影響をきたしているのかを分析し，成り行きを推測します．その際，対象のもつ価値・信念や，背景因子，個人因子が，現在の状態にどのように影響しているかを考えます．その現象がおこっている原因や要因をあげることで目標や期待される結果が明らかになります．この期待される結果は短期的なものから，長期的なものまであります．

看護診断はPES（P：problem，E：etiology，S：sign and symptom）で表現されるのが一般的です．現在では看護診断は３つあるいは２つの部分から成る記述となっており，ひとつは健康状態を招いた原因または要因を表す句であり，２つ目は健康状態の変化あるいは問題の状態を表す句であり，３つ目は健康状態の変化あるいは問題を特徴づける症状あるいは徴候を表す句です．実在型看護診断以外では症状や徴候がない場合もあり，その場合はほかの２つが記述されればよいことになっています．

具体的な看護診断の記述を一例として示すと，「向精神薬の副作用，活動量低下に関連した便秘：４日間排便なし，硬便，腹部膨満感強度」のようになります．

＜原因の句＞

向精神薬の副作用，活動量低下

＜健康状態の変化の句＞

便秘

＜症状，徴候を表す句＞

４日間排便なし，硬便，腹部膨満感

また，「統合失調症に関連したセルフケア不足」と診断した場合には，統合失調症の症状である現実吟味の障害をとらえ，「現実吟味に関連したセルフケア不足」のほうが看護診断として適切といえます．

(3) 第３段階　計画立案（目標・期待される成果設定・行動計画）

個々の患者に固有な看護目標と想定結果を明確に定めた計画を立案します．目標や想定結果に応じて，看護介入技法やプログラムを選定もしくは構成します．

目標（期待される成果）の設定

看護目標は患者の現在の健康状態をある期間でどのように変化させたいかということの表現です．したがって看護目標は患者を主語として表現します．また看護目標は患者の行動や状態の変化をめざすものなので，RUMBA-C をふまえて設定することが望ましいといえます．RUMBA-C とは，Real（現実的であること），Understandable（理解可能であること），Measurable（測定可能であること），Behavioral（行動可能であること），Achievable（到達可能であること），Changeable（変更可能であること）の頭文字をとったものです．いつも頭に入れておくと目標を具体的に記述できます．

精神看護領域の目標の一例として，幻聴がある患者の場合には，現実検討力の低下を防ぐために「患者は幻聴がしたら，看護師に教え，看護師と会話できる」などがあげられます．

さらに目標表現には，認知領域，情意領域，精神運動領域の３領域が含まれている必要があります．これらの患者の行動は，認知領域では「患者は○○と述べる，教える」など，情意領域では「患者は○○と表現する，話す」など，精神運動領域では「患者は○○を実際にやってみせる，行う，実施する」などで表現します．一例として，認知領域の目標表現としては「患者は便秘の予防となる食品を説明できる」，情意領域の目標表現としては「患者は便秘にならないよう努力しますと決心を話す」，精神運動領域の目標表現としては「患者はノートに食事の記録ができる」などとなります．

援助方法の設定

看護計画は，看護診断に対する成果が定められると同時に，その成果を達成するために立てられる看護介入であり，援助を提供する看護者の行動計画をさします．

看護計画は，観察計画（OP：Observation Plan），治療計画（TP：Treatment Plan），教育計画（EP：Education Plan）に分けて表します．観察計画は患者の症状や徴候の変化をとらえ，合併症や新たな問題の発見のために，治療計画は寄与因子，危険因子を除去または減少させて，症状と徴候を消失または改善させるなどのために，教育計画は患者や家族に対するセルフケア，健康管理などの教育あるいは指導のために，それぞれ計画されます．

また簡潔に誰がみてもわかるように，誰が（who），何を（what），いつ（when），どこで（where）行うのかを記述します．

(4) 第４段階　実践（介入）

実践は計画の実行です．看護活動は計画に沿って行われるのですが，患者は生活しているので，患者の状況は常に変化しています．計画を立てた段階とは患者の状況は違っているので，計画を実施してよいのか判断が求められます．また実施段階においても，患者-看護師関係のなかで，絶えずアセスメントしながら計画を実施していくことが必要です．

精神看護領域においては，看護師が看護診断から計画を立案し実施する段階では，治療的な関係の段階や患者との相互作用の内容を考慮しながら，患者と協同し，問題解決を図るという点が強調されます．特に実践段階では治療的な患者-看護師関係の基盤となる看護師の役割を考慮し，展開していく必要があります．

その役割のひとつとして，実施にあたっては，必要な情報が患者や家族に知らされ，決定や実践に彼らを巻き込んで行っていくことが，患者の健康の回復のために特に重要です．また，計画の実施には，安全・安楽の原則が最優先されます．このことは，どのような患者に対しても重要なことですが，精神機能が阻害されている患者には特に重要となります．たとえば，患者の心理状態が落ち着いているときに教育や処置を行うと，患者の協力も得られ効果的ですが，不安や心配事，怒りなどがあるとどのような援助も受け入れないことがあります．患者の状態にあった援助が重要です．

看護計画に沿って，身体的・精神的健康を増進させ，それを維持し，さらには病気の回復を促進していきます．また，病気の再発を予防し，リハビリテーションを効果的にする看護をほかの専門職と協同して実践していきます．その目的によって以下の介入方法[3]があります．

①**心理的介入**：精神の健康は人格機能に関係しています．問題に対処する適応能力を取り戻したり，獲得したりすることをねらった人間関係プロセスを積極的に展開します．

②**心理・社会教育的介入**：患者・家族が健康を求め維持していくうえでの生産的生きかたを探るイメージや，理論・方法を獲得するための教育やトレーニングを個人または集団で行います．

③**生活活動への介入**：適切なセルフケアを高めていくための生活上の活動を指導します．活動は個々の発達的・知的レベル，情緒的状態，身体的限界によって異なります．看護師は，健康に関して，各患者の日々のタスクをつかむ専門家です．それが活動のなかに実現される生活の流れをつくったり，プログラム化によって生活そのものにリズムをつけて，生活の自律的テンポの回復と維持を促進します．

④**身体的治療への介入**：患者の身体的状況により，身体的治療の処方を提供します．

⑤**治療的環境づくり**：患者やそのほかのスタッフと協力し，またはそのリーダーシップをとり，環境構造を治療的なものに発達させていきます．

(5) 第５段階　評価

この段階では，それぞれの健康課題に対して援助した結果，得られた成果の到達度を判定します．対象の状態がどのように変化したか，期待した成果が現れているかを観察によって評価します．

期待した成果が得られなかった場合には，その原因を探ることになります．健康課題を抽出するための情報収集，アセスメント，看護診断，計画立案のすべての段階を振り返り，どの段階が不十分であったのか，足りない情報は何か，アセスメントにおいて不十分であったことはないか，課題抽出や目標設定に無理はなかったか，実施方法が対象に適していたのかなど，各段階について評価することで，新たな問題点や解決策などが明らかになります．

精神看護領域では，患者の精神機能が目に見えないため患者の状態のとらえかたに看護師の直観や主観的判断が強く影響すること，また，患者の精神状態が不安定な時，患者−看護師関係がうまくいかず，看護師が巻き込まれることも多いです．これらのことから，看護介入の効果が客観的に立証困難な場合が多くあります．

このような場合の対策としては，定期的に専門家によるスーパービジョンが望まれます．少なくとも，実践してきた看護介入の内容について，同僚や上司，あるいはほかの専門職の意見や助言に耳を傾けることが必要です．積極的にケースカンファレンスに事例を提供することも必要です．このような評価行動を通し，自分の患者へのかかわりの特徴などが把握できるようになり，的確な評価ができるようしていく必要があります．

〈文　献〉

1）樋口康子・他監修：精神看護と看護過程．精神看護．第２版，文光堂，2006，pp62−63．
2）田中美恵子編著：精神看護学の構造．精神看護学．日総研，

2001，pp21-22.
3）福岡泰子・他監修：精神科看護の特徴．看護診断に基づく標準看護計画．11 精神科．メヂカルフレンド，1996，pp22-23.

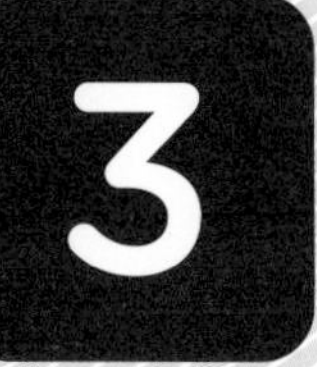

全人的視点と精神看護

❶ より健康的な人間をめざす精神看護とは

1947 年に採択された WHO 憲章の前文には「健康とは，病気でないとか，弱っていないということではなく，肉体的にも，精神的にも，そして社会的にも，すべてが満たされた状態にあることである」と定義されています．しかし，第 52 回世界保健総会（1999 年）以降も「spiritual と dynamic」を加えた新しい健康の定義は採択されていません．一方，世界精神保健連盟（World Federation for Mental Health）という世界的精神保健の組織があります．この組織は，WHO に対しても精神保健分野の助言を行っています．

精神的健康について，WHO は，「単に精神障害でないということではない．それは，一人ひとりが自らの可能性を実現し，人生における普通のストレスに対処でき，生産的にまた実り多く働くことができ，彼らの共同体に貢献できるという，状態である」と定義しています．（WHO：What is mental health?　2007 年 9 月 3 日）

現在，精神疾患は生産性低下，病欠，失職を引きおこす大きな社会問題であり，医療制度だけではなく，福祉，行政，一般国民が我がこととして取り組まねばならない課題となっています．現代のような多職種連携のなか，看護職が考えねばならないのは，医療的治療の介助，入院では患者が治療と向き合うための環境づくり，在宅精神看護ケア，患者と家族の支援者としての仕事です．しかし，患者は若年層から発症しやすく，患者の一生を継続的に支援しなければならない場合もあります．つまり，患者のレジリエンスの力を高め，社会に適応して逆境を生き抜く力を支援しなくてはなりません．これは，対象者としての患者だけではなく，支援者としての看護職自身の課題でもあります．

厚生労働省の「労働者の心の健康の保持増進のための指針」では，メンタルヘルスの不調を「精神および行動の障害に分類される精神障害や自殺のみならず，ストレスや強い悩み，不安など，労働者の心身の健康，社会生活および生活の質に影響を与える可能性のある精神的および行動上の問題を幅広く含むものをいう」と定義しています．しかし，看護者として，患者の再発や再燃を憂慮するとき，われわれは患者の不調のみならずウェルビーイング（well-being）にも目を向ける必要があります．

ウェルビーイングとは，WHO 憲章の「身体的，精神的，社会的に良好な状態」を表し，不調な状態とは逆の概念です．社会が求める状態とは，常に発展的なウェルビーイングです．しかし，人間には生まれながらの能力があり，環境があるので，すべての人が理想の健康を手に入れられるわけではありません．人間一人ひとりが，人生において，満足でき幸福感をもてる健康を得られるようにわれわれはサービスを提供しなければなりません．それは，看護職としても大きなやりがいに違いありません．

図 1-3 は，ウェルビーイングまでを含めた精神保健看護の分類です．看護診断は，この精神保健看護の分類によって分けることができます．

ディスカッション 1　メンタルヘルスは，未病の範囲です．ウェルビーイングは，より高い健康をめざすことです．あなたは，最近「疲れたな」と感じる

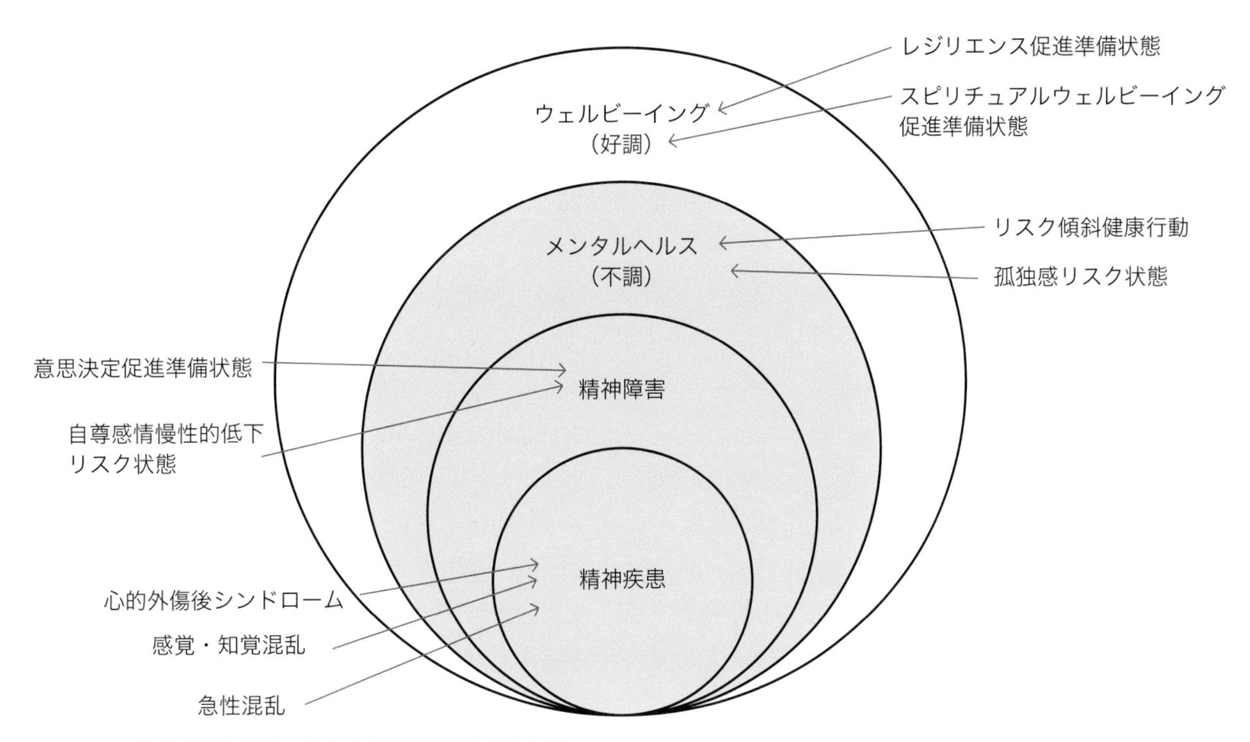

図 1-3　精神保健看護の分類と看護診断用語の例

ことはありますか．そのとき，どうすれば，「もっとがんばれる」と思うことができますか．

(1) 精神疾患の側面

✎脳の機能的障害による症状の看護

身体機能としての精神疾患は，脳神経のシナプスと神経伝達物質の調整の障害です．

統合失調症は，脳の連合野の障害や易疲労性からおこる脳の疲弊によって，幻覚や妄想がおこります．普通の状態の人に，突然幻覚がおこることで，急性混乱がおこります．とても恐ろしい経験として残る患者もいます．この幻覚や妄想の原因は脳内の伝達物質のアンバランスである可能性が強く，主にドーパミン遮断薬の適量の投与によって症状の抑制が可能であるために，その関連性が指摘されています．近年では，ドーパミン遮断薬（抑制剤）だけでなく，ドーパミン安定薬も開発され，認知障害や陰性症状などの基礎障害への効果も期待されています．また，うつ病は，セレトニンやノルアドレナリン，ドーパミン（これらの総称をモノアミンと言います）の不足が関係するといわれています．

急性期の精神疾患には，薬が効くことから，われわれ看護職は，患者の正しい観察と薬物投与が大きなケアを占めます．しかし，それだけがケアではありません．発症初期の患者にとって，自分が病気であるということに気づくことは困難なことです．自分を取り巻く環境が悪いと考える患者もいます．そのため，入院中には隔離室など過剰なストレスや心労を防ぐ環境を整備したり，ものごとのとらえかたや考えかたを調整したりすることが看護に求められます．**図 1-3** の精神疾患は，患者の最もつらい時期です．この困難を患者の安全を第一に考え，共に乗り越えていかねばなりません．現在では，治療薬の向上により，通院治療が主体になってきています．しかし，この時期に患者の病気に対する知識と病気を乗り越える力を蓄えておくことは，今後の患者の再発予防につながっていきます．

ディスカッション２　わたしたちは，通常疲れているだけでは，病院へは行かないと思います．どういうときに精神科のクリニックへ行こうと思うでしょうか．

(2) 精神障害の側面

✎生活の質を向上させる看護

患者の脳機能の障害から，後遺症が残ることもしばしばあります．入院が長引けば，社会適応ができなくなり，人とのつながりが遮断されることから，対人技術が失われることがあります．また，若くして精神疾患にかかると，職業訓練の機会を失い，社会にでることができなくなることもあります．現代のような高ストレス社会では健康状態の人でも職業生活上のストレスを容易に乗り越えることが困難になってきています．精神障害をもつ人たちが，このような社会に適応していくためには，デイケアやリワーク，障害者職業訓練が必要となることもあります．

人間は，自分を維持するための生活技術と社会で自分らしく生きていくための社会的技術が必要です．これらの技術がないと，たちどころにすべての時間がストレスになってしまいます．在宅医療では，精神障害をもつ人は，精神病薬を維持的に飲んでいくことと同時に生活技術や社会的技術のリハビリテーションが必要になります．看護者は，日常生活で，患者が目的をもって服薬やリハビリテーションを継続できるように説明し，話し合い，気づき，納得してもらえるようにカウンセリングや家族，多職種との連携を図っていくことを求められています．これらの生活技術や社会的技術の低い患者は，家族も苦労していることが多いので，家族のケアも必要になります．

ディスカッション３　精神科病院を退院した友人が，いつまでたっても学校に出てきません．入院前より食欲もあり，睡眠もとれています．混乱もしていません．あなたは，何と言って学校に連れていきますか．

(3) メンタルヘルス（不調）の側面

✎疾患の前兆，リスクを発見し，悪化を防ぐ看護

この側面は予防医学の分野でのヘルスプロモーションにかかわる部分です．現代社会は，情報化時代，グローバル化時代，個人主義時代，少子高齢化時代，コロナ禍による世界的な不安感もこの範疇にあります．なかでも情報化はコンピューターやスマートフォンの普及とともに世界を変革し，学校，職場，地域社会のすべてを著しく変えてきました．国際社会での熾烈な競争や，ネットによる情報の氾濫により，家族のありかたや人間の生きかたまで変えようとしています．このようななかで人間は多くのストレスを抱えており，これが蓄積されていくことで健康を害する要因になります．

ストレスのマイナス認知は人を不安にさせ，たとえば喫煙，飲酒，さまざまな依存症のような非効果的コーピングは，わたしたちの健康的な精神をむしばみます．ここでの問題は２つあります．ストレス脆弱性の取り扱いと環境調整です．看護者は主に患者のストレス脆弱性に焦点を当て，環境調整は近年では社会福祉の分野で取り扱われることが多く，精神保健福祉士や行政などの多職種と分担することになります．しかし，２つの立場は厳密に分離することはなく，ストレス脆弱性についてケアを行うためには環境調整の知識が必要であり，その逆も考えられます．メンタルヘルスの局面では，リスク型看護診断の形をとります．リスクで患者をみることは，精神疾患を患う患者にとって，差別や偏見ととらえられることもあり，極力抑えねばならない技術でもあります．しかし，差し迫ったリスクや生活習慣病につながるようなリスクを

放置することはできません.

(4) ウェルビーング（好調）の側面………

疾患の再発予防ができ，より高い健康ステージをめざす看護

ウェルビーイングは，身体的，精神的，社会的に良好な状態にあることを意味する概念で「幸福」と訳されることもあります．人間は，何のために生きるのでしょうか．経済的活動も高い学歴も人との交流も，ほしいものを手に入れることも「幸福」になるために行う活動ではないでしょうか．それが叶わないとき，人間は欲求不満や葛藤に陥り，不安になります．

精神疾患が長引くとこの「幸福」から遠ざかり，葛藤が増え，ストレスがリスク傾斜健康行動に陥れ，病気の再燃をおこさせるという悪循環につながります．一方，良好な状態を今の自分の能力内に受け止め，「幸福」を自分の手の届く範疇に留めるという方法もあります．けっして妥協ではなく，自分を変えて適応させるのです．また，人と競うことなく，絶対的な美や真理に価値を求めるという方法もあります．

長いあいだ，見守ってきた患者のなかには，絵画を描き始め，できあがったときには症状はなくなり，「新たな絵を書くために再発も忘れた」と自信をもって生きている人もいます．それでも，再発させないために維持療法を継続させているので，医療のユーザーには違いありません．ある訪問看護師から，患者がマラソン大会に出たいと言っているので，一緒に走っていると聞きました．現在の状態に甘んずることなく，より高いケアをめざす看護を実践しているようでした．

ディスカッション4　長引く入院生活や通院生活で，職を失い，家族も失くした患者がいます．彼は，何もせず絶望しているようにみえます．あなたにできることを何か考えてみましょう．

❷ こころの健康とストレス

精神看護とストレス理論（表1-3）

精神（こころ）の病気も，多くの場合はストレスが原因となります．20世紀の初頭からストレスに対する認識や評価は変わってきました．キャノン*1によるホメオスターシスの発見は，ストレスと生態反応の関係の理解に道を開きました．

セリエ*2はストレスを「ストレッサーに曝された生体がみせるストレッサーの有害性に適応しようとする一般的な生体の生化学的反応」[1)]と定義しました．この適応症候群という反応で，生体はキャノンのいう生体内部の恒常性を維持してきました．

ホームズとレイ*3の時代はストレスは忘れることができない「大きな出来事」でした．彼らは5,000人の患者を対象に生活歴を中心に10年にわたる生活上の出来事を想起させ，分析しました．しかし，現代社会では，わたしたちは非日常的な出来事による大きなストレスよりも日常生活のなかの気づかない程度の小さなストレスを蓄積させているのではないでしょうか．現在のストレス理論は，ラザルスとフォルクマン*4の理論が通説[1)]で，ストレスは受けた人の認知の仕方によることが知られています．ラザルスとフォルクマンによると，ストレスの認知には，ストレッサーを評価する1次評価と対処できるかどうかを判断する2次評価があり，それらがコーピングを決定します．また，ストレスは，日常「苛立ちごと」と呼ばれる，蓄積し，毎日のなかでどれと特定できないような日常の疲れを問題にしています．

脆弱さについての取り扱い

ある職場で同じ量の仕事をしていても，バリバリ働いて元気な社員もいれば，うつ病を発症し自殺を考え

表 1-3　主なストレスに関する理論

ストレス理論家	業績
キャノン*1 (Cannon, W.B.)	変化をもたらす要因に対して，同時にあるいは連鎖して働く複数の調節系がある.「恒常性維持」(ホメオターシス) の発見.
セリエ*2 (Selye, H.)	非特異的な急性刺激により生体が打撃を受けたとき，その刺激の種類を問わずその反応としてある典型的な症状が現れる.「非特異的現象」=ストレス（原因が特定しないもの),「局所適応症状」=疾病（原因があるもの）
ホームズとレイ*3 (Holmes, T.H. & Rahe, R.H.)	5,000 人の患者を対象に生活歴を中心に 10 年にわたる生活上の出来事を想起させ分析した．ライフイベント法の創始者 . ライフイベント法とは生活の変化がおこったとき，対象者が変化後の状態に最適応するのに要するエネルギー総量を点数で求めた．多ければ多いほどストレス度が高い.
ラザルスとフォルクマン*4 (Lazarus R.S. & Folkman S.)	ストレスと情動のシステムを相互的，多変量的にとらえる．ストレスに対する対処法の理論化．ストレスに対する認知的評価のありかたが，ストレスに対する反応を決定する.

るようになってしまう人もいます．この原因は , 人間の個別性である「生理学的脆弱性」にあります．人間は遺伝や生育過程で脳の発達が異なり，ストレスに弱い脳と強い脳ができ上がります．わたしたちは，患者を観察するとき，自分と比較して患者の性格を判断しがちです．人をひとりずつ尊重し，個別性を大事にする看護師の視点は，自分と患者を切り離し，可能なかぎり白紙の状態で患者を観察することが必要です.

最近は看護診断でも，「非効果的」というネガティブな診断より「〜促進準備状態」というような肯定的な診断が好まれるようになってきました．誰でも「この人は前向きにがんばれる能力をもっているから，その能力を引き出しましょう」と思われれば，気分がよいことはいうまでもありません．反対に患者は，看護学生から問題探しをされていることに気がついて落ち込んだり，気疲れしたりしてしまうことがあります．よいところを探し，能力が促進していることをともに喜びあうことが脆弱さの問題解決につながります.

レジリエンスの概念

人間には能力の差が必ずありますが，人権的な観点から，そのことが健康的な生活の差になってはならないという考えがメンタルヘルスを支える者の基本精神です．人の能力の差，脳の生理的脆弱性は突き詰めるとその人の個性です．しかし，この個性が健康的な生活の差につながることがよくあります．学業や仕事，夢の達成や挫折，そのために消耗されるエネルギー量とその人のもち合わせている力を査定することも精神看護では大切な観察事項になります.

レジリエンスとは，ストレスからの素早い回復であり，折れないこころといわれる人間の強みのことです．レジリエンスは，成長に伴い学習されるもので，人生を通じてダイナミックに変化するものであると考えられています[2].

図 1-4 は，無力化された人間がエンパワメントを得るための発想の転換を表しています．脆弱性からレジリエンスへの変換が，看護師に求められる新しい能力です．**図 1-5** は，ストレス負荷に対する患者のストレス耐性（学習される発達）をイメージした図です．ストレス耐性（ストレスに強くなること）は，ある一定の学習期間が必要ですが，階段状に上昇できるはずです．ストレス負荷は，ストレス経験です．人間は，ストレスから逃げるだけではなく，ストレスを経験して乗り越えていくことでストレス耐性を得ることができます.

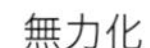

図 1-4　脆弱性からレジリエンス促進への展開

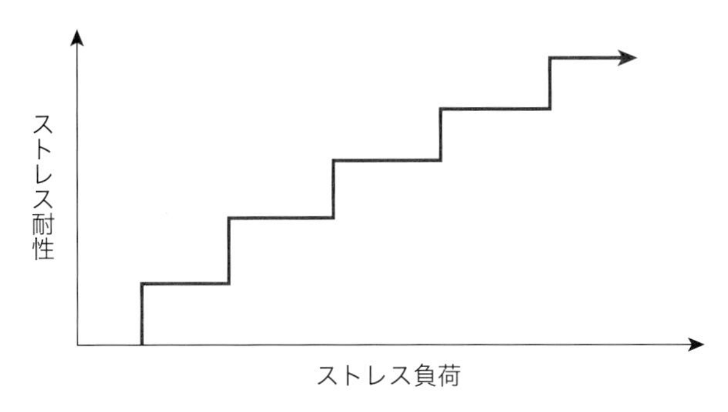

図 1-5　ストレス負荷とストレス耐性の相互性のイメージ

＊段階状になっているのはヴィゴツキー[注1]の発達の最近接領域理論を取り入れたためである[3)]．

ウェルビーイングとしてのスピリチュアリティ（道徳・信仰を含む）

スピリチュアリティや信仰というと自分には関係ない，必要ないと思う人もいます．精神疾患にかかり，精神障害をもつ人は，ほかの身体の病気と異なり，直接生命を脅かされることはありません．しかし，みなさんのように，簡単にやりたい仕事に就くことはできません．たとえ，努力して成れたとしても，持続していくことが困難です．そのため，人生の途中で途方もない挫折を経験することもあります．

法律や施策の整備により，少しずつ障害をもつ人にも光が当たってきました．障害の程度が比較的軽い人たちは，社会復帰し，普通の人たちと同じように仕事に就くことも可能です．しかし，仕事に就けても体調を壊す人，夢をもちたくても障害が重くてもてない人たちも大勢います．夢や目標に立ち向かうためには，自分を信じられる強い意思が必要なのです．それがスピリチュアリティ，道徳，信仰といわれる信念なのです．**図 1-6** のように，スピリチュアリティは，目標に輝く希望の星です．スピリチュアリティをもつことで，人間はよりいっそう，回復，向上を成し得ることができるでしょう．

❸ 精神看護でのコミュニケーション

人間はコミュニケーションの主体である

人は，インター・パーソナル・コミュニケーションを介して対人関係を築きます．言葉が介在しなくてもこころとこころの交流は図れるものです．しかし，精神疾患を発症すると，この関係は崩壊します．患者は，幻聴や幻覚によって自己の内部で完結するイントラ・パーソナル・コミュニケーションに固執します．思考は，イントラ・パーソナル・コミュニケーションの中で繰り広げられ，一時的にも人の意見を聞いて思考を広げることができなくなります．

看護者は，この事実と向き合って患者と接する必要があります．これを打破するためには，患者に病状をしっかり説明する必要があります．この説明の理解は，患者の認知機能にも関係するので，相手の理解力

注 1．レフ・ヴィゴツキー（1896～1934）．ソビエト時代のロシアの発達心理学者：現時点で子どもが自力でさまざまな課題を解決できる知的水準と，他者の助けを借りれば解決できる知的水準の差のこと．発達は生涯続くと考えれば成人の認知の発達も潜在的な一定期間を経て可視的に発達する．

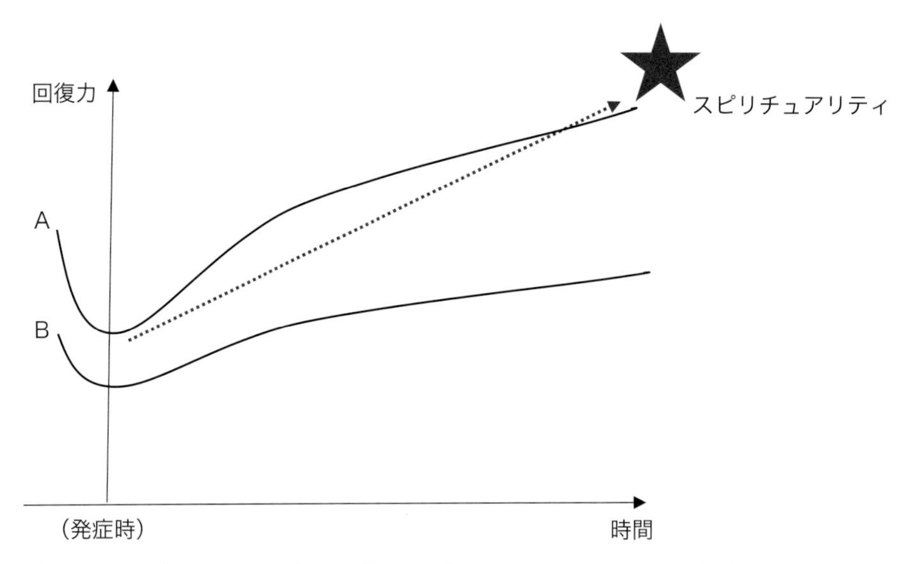

図 1-6　レジリエンスによる回復とスピリチュアリティとの関連性のイメージ
A は，スピリチュアリティという目標のある人のレジリエンス曲線で，B は，スピリチュアリティという目標のない人のレジリエンス曲線

に合わせて説明する必要があります．つまり，「今聞こえている声は，自分の頭の中でつくり出される声であって，聞くことに何の意味もない」「周りの人たちは，あなたを守ろうとしているので，信じてほしい」「今，聞こえている声は，脳がつくり出す症状なので，病気であることを理解して，聞こえなくなる薬を飲んで，脳を休めるために安静にしなければならない」などの言葉かけで，患者との対人コミュニケーションをつくる技術が必要です．

そのためには，患者との信頼関係が必要です．

症状が安定し，退院して自宅に戻るとすぐに薬を飲まなくなってしまう患者は多いです．退院後は，薬物療法とともにデイケアに通う期間が必要です．徐々に元の生活に戻していかないと再燃の原因となり，結局は症状を長引かせ，社会復帰しにくくなります．入院中や外来でも，すべての苦しみの原因は脳の病気であることを理解してもらい，服薬を含め，退院後の治療プログラムを理解してもらう必要があります．ここで必要なのが，自ら病気を克服し，「幸福」を手に入れるということの信念と気づきです．

ディスカッション 5　長い病気を克服し，真の健康を取り戻すために，外来やデイケアで知り合った患者同士が，結婚することは，最近ではよくみられます．結婚することのメリットとディメリットについて仲間と話し合ってみましょう．

〈文　献〉

1）リチャード・S ラザルス，スーザン・フォルクマン著／本明　寛・他訳：ストレスの心理学—認知的評価と対処の研究．実務教育出版社，1991．
2）Dyer, J.G., McGuinness, T.M. : Resilience: analysis of the concept. Archives of psychiatric nursing, 10(5) : 276-82, 1996.
3）ヴィゴツキー著／土井捷三，神谷栄司訳：発達の最近接領域の理論－教授・学習過程における子どもの発達．三学出版，2003．

第2章

精神看護における看護診断

1 全人的視点とゴードンの機能的健康パターン

本書の事例は，NANDA-Ⅰ看護診断での記載を行います．そこで，ここではNANDA-Ⅰ看護診断がどのように全人的視点をもっているのか，ゴードンの機能的健康パターンとの関係をふまえて検証します．

❶ ゴードンの11の機能的健康パターンとNANDA-Ⅰ看護診断

現行のNANDA-Ⅰ看護診断の概念枠組みは，ゴードン（Gordon, M.）の「11の機能的健康パターン」の分類をもとにしてつくられています[1)]．

NANDA-Ⅰの前身である，北米看護診断協会（NANDA）は，1973年に「第1回全米看護診断分類会議」を開催し，以後，看護診断名の追加・修正を2年ごとに行ってきました．ゴードンは1973年の第1回会議から出席し，理論家集団の理論をもとに，独自の分類基準をつくりました[2)]．2000年になるまでは，NANDAの看護診断には，ゴードンの「11の機能的健康パターン」とNANDAの「9つの反応パターン」と米国看護協会（ANA）の「人間の10の反応」という3つの異なる資料がありました．

第1回全米看護診断分類会議では34の看護診断名が出され，第2回会議でロイ（Roy, C.）により看護診断の分類法開発が発案されました．1977年の第3回会議には，分類のための理論家集団が結成され，この理論家集団は，「人間をどう見るか？」ということを検討の大きなテーマとしました．この話し合いで，ロジャーズ（Rogers, M.E.）の「ユニタリーマン」の概念が基本にすえられました．理論家会議では，ユニタリーマンについて2つの前提が承認されています．①ユニタリーマンは開放系である．②ユニタリーマンはパターンとオーガニゼーションによって特徴づけられる4次元のエネルギーの場である[4)]．このユニタリーマン理論を基本として健康問題に対する人間の反応について9つの分類がされました．相互作用としての交換，伝達，関係，行為としての価値，選択，運動，感動としての知覚，感情，理解です．これをNANDA看護診断分類法Ⅰと言います．1998年にNANDAの分類法委員会は，当時上がっていた看護診断名を分類し，ほかの枠組みと比較したところ，ゴードンの枠組みが最もよく適合していました．その後，ゴードンの機能的健康パターンの枠組みにより新たな分類法の検討がなされ，13領域のNANDA看護診断分類法Ⅱが開発されるに至りました．

ディスカッション6　人間は，ユニタリー・ヒューマン・ビーイング（単一の人間 存在）であるといいます．これは，身体の各部分と精神を含めた一元論的な人間観です．さらに，身体各部分と精神の総和は，目に見える部分より大きいのです．人間もまた，生物ですので，身体や脳も細胞で構成されています．しかし，その総和だけでは，人間ではありません．人間を限りなく膨らませる精神とは何ですか．

表 2-1　ゴードンの 11 の機能的健康パターンの分類

ゴードンの 11 の機能的健康パターン	機能的健康パターンの説明
健康知覚ー健康管理パターン	患者が知覚している健康とウェルビーイングのパターン，健康管理の方法を表す
栄養ー代謝パターン	代謝に必要な飲食物の消費についての患者のパターンと身体各部への栄養供給状態がわかるパターン指標を表す
排泄パターン	排出機能（腸，膀胱，皮膚）のパターンを表す
活動ー運動パターン	運動，活動，余暇，レクリエーションのパターンを表す
睡眠ー休息パターン	睡眠，休息，くつろぎのパターンを表す
認知ー知覚パターン	感覚─知覚と認知のパターンを表す
自己知覚ー自己概念パターン	患者の自己概念パターンと，自己に関する知覚（たとえば自己観や価値，ボディイメージ，感情状態）を表す
役割ー関係パターン	役割任務と人間関係についての患者のパターンを表す
セクシュアリティー生殖パターン	セクシュアリティパターンに対する満足と不満足についての患者のパターンを表す，生殖パターンを表す
コーピングーストレス耐性パターン	患者の全般的なコーピングパターンと，そのパターンの有効性をストレス耐性との関係で表す
価値ー信念パターン	価値，信念（宗教的信念を含む），患者の選択や決定の手引きとなる目標についてのパターンを表す

（Gordon, M.：Nursing Diagnosis Process and Application．3rd ed，Mosby，1994．／松木光子・他訳：看護診断その過程と実践への応用．医歯薬出版，1998，p82．より）

❷ ゴードンの機能的健康パターンの構造

(1)「機能的健康パターン」の枠組み……

ゴードンの「機能的健康パターン」は，**表 2-1** のように分類されています．現在使用されている NANDA-Ⅰ看護診断の 13 領域（**表 2-2**）とも比較してみました．

NANDA-Ⅰの「安全／防御」，「安楽」，「成長／発達」の 3 領域はゴードンの機能的健康パターンにはありませんが，そもそも NANDA-Ⅰの 13 領域はアセスメントの枠組みとしての活用は意図されておらず，将来的に 13 領域の分類も変わることもありえます．NANDA-Ⅰは推奨するアセスメント（データベース）の枠組みとして，ゴードンの機能的健康パターンをあげています．また，ゴードンの機能的健康パターンは，看護診断の分類を医学とはまったく異なるカテゴリーで示したことで看護の専門性をアピールするのに役立ちました．

しかし，看護診断名のみを使っていると医師や他職種と話が合わなくなると感じる人もいると思います．ゲイル（Stuart, G.W.）の精神科看護の教科書には，精神科看護師は，DSM[注1] に精通していなければならないと書かれています[3]．他職種と連携するときには DSM や ICD-10[注1] での用語を用い，かつ看護師としてアセスメントするときには看護診断名を用いま

注 1．DSM は，米国精神医学会が定めた精神障害に関するガイドライン．現在は DSM-5 が出版されている．ICD は WHO の国際疾病分類で，ICD-10 の第 5 章に精神および行動の障害がある．

表 2-2　NANDA-Ⅰ看護診断の分類法Ⅱ

NANDA-Ⅰ看護診断の分類法Ⅱ13 領域	NANDA-Ⅰ看護診断の分類法Ⅱでの類
ヘルスプロモーション	健康自覚・健康管理
栄養	摂取・消化・吸収・代謝・水和
排泄と交換	排尿機能・消化管機能・外皮機能・呼吸機能
活動／休息	睡眠／休息・活動／運動・エネルギー平衡・心血管／肺反応・セルフケア
知覚／認知	注意・見当識・感覚／知覚・認知・コミュニケーション
自己知覚	自己概念・自尊感情・ボディイメージ
役割関係	介護役割・家族関係・役割遂行
セクシャリティ	性同一性・性機能・生殖
コーピング／ストレス耐性	トラウマ後反応・コーピング反応・神経行動学的ストレス
生活原理	価値観・信念・価値観／信念／行動の一致
安全／防御	感染・身体損傷・暴力・環境危険・防御的プロセス・体温調整
安楽	身体的安楽・環境的安楽・社会的安楽
成長／発達	成長・発達

（T. ヘザー・ハードマン・上鶴重美・他編：NANDA-Ⅰ看護診断　定義と分類 2021－2023. 医学書院, 2021. の内容より筆者作成）

表 2-1「ゴードンの 11 の機能的健康パターンの分類」に対し，表 2-2「NANDA-Ⅰ看護診断の分類法Ⅱ」の「安全／防御」「安楽」「成長／発達」は対応していないようにみえますが，機能的健康パターンのなかに潜在的な看護要件として含まれています. 実際に看護者の視点として患者を守るためには，これら 3 つの領域を意識づける必要があります.

す. 看護診断名を用いることで，多職種チームのなかで，看護職としてのアイデンティティを発揮することができます.

(2) ゴードンの分類法と全人的視点………

看護過程を展開していくときには，A（アセスメント），D（看護診断），P（計画），I（実施），E（評価）の 5 段階でとらえるという考えかたが一般化しています. A（アセスメント）とは，情報収集により対象の健康状態を評価し，判断する過程です. この過程は，どのような情報を収集するのか，対象の健康問題が日常の一般的な健康状態からどのように逸脱しているのか，また逸脱からどのくらい回復してきているのかという査定の基準を示す重要な段階です. この査定の基準は看護診断の後，NOC[注2] という看護成果分類[5] を精査することで信頼性の精度が増します.

ゴードンはアセスメント項目に求められるものを 11 のパターンとして定義しました.「パターン」とは，統一的な概念であり，統一的とは全人的と同義です. 繰り返し行われる人間の行動は，全人的な理由と背景の統合によって一般化され「パターン」と呼ばれます[6]. このパターンは，器官，機能と関連していて，1 つの機能障害が生じた場合，その機能障害が患者の生活に占める意味によりほかのパターンにも影響を及ぼすことがあります. たとえば「歯が痛い」という症状があった場合，痛みによって食欲がなくなったり，眠れなかったりします. つまり，「痛い」ということは「知覚」のパターンだけの問題ではなく，「栄養」や「睡眠」というパターンにも影響を及ぼしてい

注 2. NOC：看護成果分類 Nursing Outcomes Classification. 看護過程の評価にあたる部分で，状態の尺度評価によって看護診断された対象の状態評価が可能となる.

表 2-3　ゴードンの機能的健康パターンに影響を与えたと思われる 4 つの看護理論

理論家	ロジャーズ (1970 年) ロジャーズ看護論	ロイ (1976 年) ロイ看護論-適応モデル	ジョンソン (1969 年) 行動システムモデル	オレム (1971 年) オレム看護論
環境	環境は統一的概念であり，人間と環境は開放系のなかでエネルギーのやり取りをしている	適応システムとしての個人や団体への入力であり，内的・外的刺激を含む	行動様式は人と環境を結びつける	セルフケアに重要な外的条件の因子
健康	相互に高め合い，また十分な生命の可能性を表現するエネルギー交換のリズミックなパターン	統合された，全体としての人間であり，またそうなるためのプロセス	反復的で目的のある行動様式，行動システムをもつこと	持続的な人間の発達に関係する全体性や統合された状態
人間	部分的には予見できない，また部分のそれとは異なるパターンとオーガニゼーションおよび特徴や行動によって確認される，1 単位の 4 次元に生きる負のエントロピー特性をもつエネルギーの場	生理的適応，自己概念，役割機能，相互依存という 4 つの適応機能を維持するために活動する認知器，調節器をもつ適応システム	行動系-親和，依存，摂取，排泄，性，攻撃，達成の 7 つのサブシステムからなる	普遍的，発達的，そして，健康に偏りをもち，セルフケアを必要とするがセルフケア能力はさまざまである個人
看護	人間-統一体および全体としての人間に焦点を当てること	行動や適応レベルに影響を及ぼす因子をアセスメントし，焦点，関連，残存刺激を管理し，介入していくこと	行動の安定性や行動の不安定性のダイナミックスを査定し，行動を刺激，保護，制限，防御，抑制，促進すること	健康上の不利な条件を克服するために，指導，支持，発達レベルに応じた精神的環境の提供，指導を行うことで，補い，援助すること
サブシステム	全体性 開放性 定方向性 パターンとオーガニゼーション 感性と思考力	酸素化 栄養 排泄 活動と休息 保護 感覚 体液と電解質 神経学的機能 内分泌機能 自己概念 役割機能 相互依存	達成 関係 依存 攻撃と保護 排除 回復 摂取 性	＜普遍的セルフケア要件＞ 空気，水，食物 排泄 活動と休息 孤独と社会的相互作用 生命と安寧に対する危険 正常であること ＜発達的セルフケア要件＞ ＜健康逸脱に関するセルフケア要件＞

ます．

(3) 理論的影響

ゴードンは，看護診断の分類法が議論されているときに，さまざまな理論に影響され，独自の分類法を考えたとしています．影響を受けたと思われる看護理論を 4 つ提示します（**表 2-3**）．

ロジャーズの生命過程モデルからの影響[6)]

ロジャーズの看護理論では，生命はひとつの創造的，形成的過程とみなされます．ロジャーズ看護論は大きくエントロピーと開放系，ホメオダイナミックスという２つの視点で構成されています．

エントロピーとは熱力学の用語で，自然界において形のあるものや秩序だったものが，形なきもの，無秩序なるものへと向かっていくという考えかたです．エントロピーの増大とは，エネルギーの質の低下を表しています．たとえば，意識をエントロピーに例えるなら，エネルギーは生体機能と考えられ，意識の低下（エントロピーの増加）がおこると，生体機能（エネルギー）の低下を招きます．また，ロジャーズは，開放系を環境と生体が絶えず物質とエネルギーを交換していることであると述べています．ロジャーズは，人間を意識と生体機能をもつ存在であり，環境と生体はエネルギー交換を行っている存在であると考えました．

ホメオダイナミックスとは，恒常性（ホメオスターシス）の対立概念で，成長，変化していく存在であるという意味です．ホメオダイナミックスの原理は，相互性，共時性，共鳴性，らせん運動性をもつと考えました．この理論を引き継ぎ，「拡張する意識としての健康」にもとづく理論を発表したのが，ニューマン（Newman, M.A.）でした．

NANDAで理論家集団がつくられたとき，ロジャーズとニューマンは中心的存在でした．したがって，この新しい人間観はゴードンの枠組みのなかでパターンとして表されたと考えられます．

ロイの適応モデル[7)]

ロイとその同僚たちが提唱した適応モデルでは，看護とは，①人間の統合性を維持し，②治癒のための，また，より高いレベルのウェルネスに到達するためにエネルギーを解放するのに必要な過程であると考えられています．この適応モデルでは，人間が刺激に対するときの行動を生理的適応様式，自己概念様式，役割機能様式，相互依存様式に分類しました．これは，人間は環境と常に相互作用している全体的な存在であり，変化に適応するために４つの適応様式を用いていると考えているのだといえます．また，アセスメントの特徴として，「刺激」という言葉を使った焦点刺激，関連刺激，残存刺激の３つの分類を示し，サブシステムとしての機能を説明しています．このシステムを使うことで，行動に影響する内・外刺激が明らかになっています．

ジョンソンの行動システムモデル[8)]

ジョンソン（Johnson, D.E.）は，「看護なるものがあるとしたら，それは応用科学的性質をもっている」と述べ，看護の科学性を提示しました．ジョンソンの行動システムモデルは，達成，関係，依存，攻撃と保護，排除，回復，摂取，性の８つのサブシステムからなり，各サブシステムは衝動，構え，選択，行動の４つの構成要素で成り立っています．そして，８つのサブシステムは，それぞれが関係し合っており，３つの機能的要求として，保護，養育，刺激をもっています．この枠組みは医学で用いられているシステムとは違い，行動上の均衡または安全性と考えていました．ジョンソンは，人間を行動システムとみなし，パターン化された反復的で目的のある行動様式をもっており，その様式はその人と環境を結びつけると考えました．また，人間は特異的な反応パターンが組織的，総合的な全体を形成している相互依存的な部分からなるシステムであると述べています．さらにこのシステムは人間にとって本質的なものであり，抵抗力の低下や行動システムのバランスが乱れるようなときには，人間の統合性が脅かされると考えていました．

オレムのセルフケアエージェンシーモデル[9)]

オレム（Orem, D.E.）は，自らのセルフケアエージェンシー（個人は自ら健康を維持するためのセルフケアを行っている存在）という枠組みを新たに公式化し，３つの相関する概念を取り入れました．そして，自分の健康を管理する能力，および子どもなど自分に依存している人たちの健康を管理する能力を重視していました．つまり，看護目標は，個人としての人間，その部分，機能様式が全体性，統合性を維持した状態であるとしています．オレムは，看護援助によって患者のニードを充足させるための３つの基本型を次のように考えました．

1. 全代償システム：この対象は，①患者が精神的，身体的に完全に無力なとき，②患者は身体的には無力な状態であるが環境のなかでおこっていることを知っている場合，③患者の精神活動が生命，安全，あるいは有効な人間の機能に欠かせないものを充足するという方向に向いていない場合です．
2. 部分代償システム：術後や体力の低下した状態の患者を対象に援助します．患者は，自分の意思を伝えることができ，看護師の協力を得てセルフケアができます．
3. 支援－教育システム：患者が必要なセルフケアの手段を学習する能力がある，または援助することで学習できるということです．

これらの３つのシステムは，精神疾患をもつ患者のアセスメントに役立ちます．

ディスカッション７　オレムのセルフケア理論のように健康維持の主体は患者個人です．患者が健康パターンに異常があると自ら判断できるのならよいのですが，精神疾患にかかるとそれに気づくことができなくなっている場合があります．夜間眠らず混乱がひどくなっている躁病の患者がいます．夜中に起きてきてコーヒーを飲んでいます．寝るように言っても，「今夜は，いろいろすることがあるから寝たくない」と言います．あなたは，それをどう考え，どのような看護を行いますか．

❸ 全人的看護を追及したゴードンの機能的健康パターン

４つの理論からみえてきたのは全人的な看護の視点です．「環境」は，個人とエネルギーのやり取りができるものであり，内的・外的な刺激であり，行動様式を規制しあうような相互作用を行う場であることがわかります．「健康」は，環境とのやり取りがあり，成長し続けること，統合された全体であること，目的のある行動様式をもち，全体も部分も予測可能な行動を維持できることです．「人間」とは，部分の総和以上のものであり，適応を発展させる存在であり，相互依存的システムであり，自己の健康管理ができる存在です．「看護」とは，統一体としての人間に焦点を当てることであり，人間と集団の適応を促すことであり，行動システムバランスを調整することであり，そのためにセルフケアを管理し，維持していくことです．これらの理論を集約すると，①環境と個人は相互依存する関係にある，②健康とは開放系でホメオダイナミックスをもち，行動様式をもち，統合された全体を維持できる，③人間は，依存的なものであるが総和以上の能力をもつ，④看護とは統一体としての人間を観察し，適応やバランスやセルフケアを発展維持することである，となります．

ゴードンの 11 の機能的健康パターンでは，これらの看護の構成要件をすべて網羅して統合されているといえます．したがってゴードンの枠組みを受け入れた NANDA-Ⅰ看護診断にもこの４つの看護の構成要件が含まれていると考えられます．

〈文　献〉

1）T．ヘザー・ハードマン編，日本看護診断学会監訳：NANDA-Ⅰ看護診断定義と分類 2012-2014．医学書院，2012，pp94-95.
2）T．ヘザー・ハードマン編，日本看護診断学会監訳，中木高夫訳：NANDA-Ⅰ看護診断定義と分類 2009-2011．医学書院，2009，p17.
3）Stuart, G.W., Laraia, M.T. 著，安保寛明，宮元有紀監訳，金子亜矢子監修：精神科看護-原理と実践．原著第８版，エルゼビア・ジャパン，2007，p251.
4）松木光子：ユニタリーパースンと９つの“人間反応パターン”-NANDA の看護診断の過去・現在・未来．月刊ナーシング，13(5)：76-83，1993.
5）スー・ムアヘッド・他編，江本愛子監訳：看護成果分類（NOC）－看護ケアを評価するための指標・測定尺度－．第４版，医学書院，2010.
6）Rogers, M.E. 著，樋口康子，中西睦子訳：ロジャーズ看護論．医学書院，1979，pp77-83.
7）Roy, C. 著，松木光子監訳：ロイ適応看護モデル序説．原著第２版，HBJ 出版局，1993.
8）小林富美栄（評者代表）：現代看護の探求者たち－その人と思想．日本看護協会出版会，1987，pp65-84.
9）南　裕子，野嶋佐由美：看護理論集-看護過程に焦点を当てて．日本看護協会出版会，1982，pp113-114.

2 全人的視点による精神看護のアセスメントポイント

本項では，ゴードンの 11 の機能的健康パターンの分類の本書での意味をまとめておきますので，参考にしてください．また，「NANDA-Ⅰ看護診断定義と分類 2018－2020」の分類領域との関連性を記載しておきます．

健康知覚―健康管理

健康知覚と健康管理は，人間がどのように感じ取るかということです．特に精神疾患の知覚は，通常本人は気づきにくく，他者との関係のなかで気づくことが多いのです．例えば，最近仕事にミスが多いと上司から叱られ，自分も思うように仕事や勉強ができなくなったことを気に病んだりすることで気づきます．健康管理は，健康管理が自分でできるレベルか，他者の支援が必要かというレベルから考える必要があります．健康知覚のレベルが上がれば，健康管理も患者自ら行えるようになります．そのためには，的確な説明ができなくてはなりません．

NANDA-Ⅰ　領域 1【ヘルスプロモーション】（類 1〔健康知覚〕，類 2〔健康管理〕）

栄養―代謝

精神障害をもつ患者をみていると，偏った食生活で身体疾患を患うことが多くあります．患者の身体面のモニタリングは，最も必要です．また，食生活にしても，単に食べるという行動から栄養のある食事を自分で準備できる生活スキルを身につけるということまで多様です．

NANDA-Ⅰ　領域 2【栄養】（類 1〔摂取〕，類 2〔消化〕，類 3〔吸収〕，類 4〔代謝〕，類 5〔水和〕）

排泄

認知機能の障害が重くなると排泄行動にも支障が出ます．排泄行動は発達，老化とも関連がありますし，集中力があるかないかということにも関係します．看護者は，客観的に排泄行動を観察していく必要があります．患者の安楽，安全という見地からの考察も必要かと思われます．

NANDA-Ⅰ　領域 3【排泄と交換】（類 1〔排尿機能〕，類 2〔消化管機能〕，類 3〔外皮機能〕）

活動―運動

うつになれば，運動，活動量は少なくなり，躁状態になれば，運動，活動量は増えます．また，焦燥感を抱えた患者は必要のない活動を行うこともあります．「活動―運動」は，骨折などの物理的な要件だけではなく，精神的要件で変わることがあります．

NANDA-Ⅰ　領域 4【活動／休息】（類 2〔活動／運動〕，類 3〔エネルギー均衡〕，類 4〔心血管／肺反応〕，類 5〔セルフケア〕）／領域 11【安全／防御】（類 3〔暴力〕）

睡眠―休息

精神疾患と睡眠は関係があり，不眠は脳を疲労させます．急性期には十分な睡眠が必要となりますが，落ち着いてくると長時間睡眠は活動低下につながります．うつでは睡眠時間が長くなり，躁状態では睡眠時間が短くなります．

NANDA-Ⅰ　領域 4【活動／休息】（類 1〔睡眠／休息〕）

✎認知―知覚

精神疾患は，認知に関する症状が現れます．幻覚は感覚・知覚の異常として現れ，妄想は思考内容の変化として現れてきます．また，注意力の散漫さやコミュニケーション能力の低下がみられます．

NANDA-Ⅰ　領域5【知覚／認知】（類1〔注意〕，類2〔見当識〕，類3〔感覚／知覚〕，類4〔認知〕，類5〔コミュニケーション〕）／領域11【安全／防御】（類3〔暴力〕）

✎自己知覚―自己概念

精神疾患により自己についての認識が変化し，自己価値観が下がったり，死にたくなったり，通常でないような感情の変化がおこりやすくなります．

NANDA-Ⅰ　領域6【自己知覚】（類1〔自己概念〕，類2〔自尊感情〕，類3〔ボディイメージ〕）／領域11【安全／防御】（類3〔暴力〕）／領域12【安楽】（類3〔社会的安楽〕）

✎役割―関係

精神疾患を患うことで，家族関係や人間関係が破綻したり，仕事を失ったりすることがしばしばあります．このような変化は，患者の早期退院を阻み，回復を遅らせ，希望を失わせる原因になります．

NANDA-Ⅰ　領域7【役割関係】（類1〔介護役割〕，類2〔家族関係〕，第3〔役割遂行〕）／領域12【安楽】（類3〔社会的安楽〕）

✎セクシュアリティ―生殖

メンタルヘルスやウェルビーイングを考えるとセクシュアリティや生殖の問題は大きく，そこから精神疾患が発症する可能性も高くなります．

NANDA-Ⅰ　領域8【セクシュアリティ】（類1〔性同一性〕，類2〔性機能〕，類3〔生殖〕）

✎コーピング―ストレス耐性

ライフイベントや成長発達のなかで，身についたストレス対処法やストレス耐性が低いと，精神疾患や精神危機状態に陥る可能性が高いと思われます．患者のもつ現在の反応からケアに必要な患者の状況を割り出し，回復できる患者の強みを確認していく必要があります．

NANDA-Ⅰ　領域9【コーピング／ストレス耐性】（類1〔トラウマ後反応〕，類2〔コーピング反応〕，類3〔神経行動学的ストレス〕）／領域11【安全／防御】（類3〔暴力〕）／領域12【安楽】（類3〔社会的安楽〕）

✎価値―信念

患者は，価値観と信念をもって行動する場合があります．スピリチュアルウェルビーイングのような健康的な信念もあれば，幻覚・妄想の結果として現れる不健康な信念もあります．

患者の健康向上のための習慣や信念は，回復への強みとなります．患者の意思決定は，患者の価値観や信念に基づくことが多いですが，長期的には患者の利益になるものかどうかを共に考えていく要素になります．

NANDA-Ⅰ　領域10【生活原理】（類1〔価値観〕，類2〔信念〕，類3〔価値観／信念／行動の一致〕）／領域11【安全／防御】（類3〔暴力〕）／領域12【安楽】（類3〔社会的安楽〕）

※NANDA-Ⅰ領域11【安全／防御】（類1〔感染〕，類2〔身体損傷〕，類3〔暴力〕，類4〔環境危険〕，類5〔防御的プロセス〕，類6〔体温調節〕）／領域12【安楽】（類1〔身体的安楽〕，類2〔環境的安楽〕，類3〔社会的安楽〕）は，精神看護における機能的健康パターンのさまざまな部分と関係づけられる．

〈文　献〉

1）T．ヘザー・ハードマン，上鶴重美・他編：NANDA-Ⅰ看護診断 定義と分類 2021-2023．原著第12版，医学書院，2021．

ゴードンの11の機能的健康パターン分類を参考にした精神看護のアセスメントガイド

パターン分類	定義	情報収集する視点	情報収集の内容（項目）
1．健康知覚—健康管理	患者の認識している健康状態，安寧，および個人的健康管理方法のパターンを表します．アセスメント項目として，患者が認識する本人の健康状態と，その現在の活動および将来の計画への関係などが含まれます．また，健康増進活動，精神的・身体的な健康維持習慣の遵守，医師または看護師の指示や勧め，それにフォローアップケアが含まれます．	患者の健康状態・安寧，健康管理方法に関すること，つまり，精神障害，病気の受け止めかたやそれらからの影響によるその人独自の健康管理や価値観などをアセスメントする．	1）入院時について 入院理由，入院形態，診断名，発症から受け持つまでの経緯，健康状態，生育歴，学歴 2）治療について 医師からの説明，病名告知の有無，病状，治療方針，治療内容，向精神薬の処方内容・種類・量，身体拘束と行動制限の有無 3）疾病の知識や受け止めかたについて 病名や治療に対する受け止めかた，服薬の意義や必要性の理解の程度，治療，服薬への参加態度，通院状況，服薬中断の有無 4）健康，再発予防の認識 入院前の状況や現在および今後，気をつけていくべき課題や目標 5）既往歴，感染症やアレルギーの有無，現在困っていること
2．栄養—代謝	代謝ニードに関連した食物と水分の摂取パターンと，身体各部への栄養供給状態の指標を表します．患者の食物・水分の摂取パターン，毎日の食事時間，摂取する食物・水分の種類と量，特別な食物の好み，栄養剤またはビタミンなどの栄養補給品の使用などが記載されます．皮膚の損傷と総合的な治癒能力についての報告も含まれます．さらに皮膚，毛髪，爪，粘膜，歯などの状態，体温，身長，体重の測定値も含まれます．	患者の栄養供給状態の指標・皮膚の損傷や食物と水分摂取パターンに関すること，つまり，栄養状態・電解質データ，食事動作，食事に対する認識など，また成長過程（発達段階）を考慮してアセスメントする．	1）栄養状態に関すること ・栄養状態の指標 年齢・性別，身長・体重・BMI・体重の増減 ・皮膚・粘膜の状態 湿潤，温かさ，色調，浮腫の有無，創傷治癒の状況，出血の状況 ・感染の徴候 体温，脈拍，呼吸，腫大リンパ節，悪寒戦慄，発汗，熱感，易疲労感，血液検査：WBC，CRP，CPK ・向精神薬の内服に関すること 種類，量，口渇の有無 ・栄養摂取に関すること 2）代謝に関すること ・1日の食事回数（間食の有無），1日の食事の種類と摂取量 ・1日の水分摂取量（多飲水，脱水，口腔粘膜の乾燥の有無） ・食に関する認識 食欲の程度（拒食・過食の有無） ・食習慣 どこで摂取しているか，早食いなどの食べかた，糖分，塩分の摂り過ぎの有無，カフェインなどの嗜好品の摂取頻度，栄養補助食品の有無

			・嚥下に関すること 　嚥下障害・咀嚼困難の有無や程度，義歯の有無，歯茎からの出血の有無，歯科受診の有無 ・栄養摂取方法に関すること 　経口・非経口 ・消化吸収に関すること ・食物アレルギーの有無，悪心／嘔吐，腹痛の有無 3）検査値 ・栄養状態（RBC，Hb，Ht，TP，Alb） ・腎機能（BUN，Cr，UA） ・肝機能（AST，ALT，γ-GTP，LDH，ALP，T-Bil，D-Bil，CHE） ・糖代謝機能（GLU，HbA1c） ・電解質（Na，K，Cl，Ca，P）
3．排泄	排泄機能（腸，膀胱，皮膚）のパターンを表します．これには，患者が知覚している排泄機能の規則性，排便のための日課的行為，または緩下剤の使用，および排泄の時間パターン，方法，質，量の変動または障害が含まれます．また，排泄のコントロールに使われている器具が何かあれば，それも含まれます．必要に応じて，家族や地域社会の廃棄物処理パターンも含まれます．	患者の排泄（腸，膀胱，皮膚，老廃物）のパターンとコントロール状態から生活背景（食習慣，排泄習慣，環境など）の影響や胃腸と尿路疾患，情動的障害が影響を与えていないかアセスメントする．	1）排便に関すること ・排便回数・パターン（便秘・下痢の有無） ・便の状態（色，量，臭い，性状，血便の有無） ・排便時の状況（疼痛，不快感，満足感，残便感の有無） ・便失禁の有無 ・腸蠕動音，腹部症状 ・緩下剤の使用の有無（薬剤名・頻度） ・排便に影響する薬の使用の有無 ・排便に対する認識 2）排尿に関すること ・排尿回数（日中，夜間） ・尿の状態（色，量，混濁の有無，血尿の有無） ・排尿時の状況（疼痛，不快感，満足感，残尿感の有無） ・尿失禁の有無 ・膀胱部の膨満感の有無 ・頻尿の有無，尿閉の有無 ・排尿に影響する薬の使用の有無 ・水分摂取量 ・BUN，尿比重，尿蛋白，尿糖物質中毒のスクリーニング ・排尿に対する認識 3）そのほかの排泄に関すること ・発汗の有無と程度，体腔からの排泄の有無（ドレーンなど）

4. 活動―運動	活動，運動，余暇，レクリエーションのパターンを表します．アセスメント項目としてここに含まれるのは，清潔，料理，買い物，食事，仕事，家事の維持など，エネルギー消費を必要とする毎日の生活活動です．また，スポーツを含むさまざまな運動の種類，量，質も対象になり，これらが典型的なこのパターンの記述となります（患者にとって望ましい，または期待されるパターンに干渉する要因，たとえば，神経筋の障害と対象，呼吸困難，狭心症，運動時の筋痙攣，患者によっては，心／肺分類なども含まれます）．余暇のパターンも対象となり，他者と一緒にまたは単独で行うレクリエーション活動を表します．患者にとって重大な意味をもつ活動に重点をおきます．	患者の発達段階，身体状態，心肺機能，ADL 動作，家庭生活維持機能，精神障害による活動内容，活動量への影響などに関することから，機能喪失の予防ができているか，機能喪失を代償する活動の支援につながっているかをアセスメントする．	1）活動に関すること ・発達段階 ・毎日の生活活動 1日の過ごし方（起床から就寝までのおおよそのパターン），活動低下や過活動の有無，運動の種類と時間，余暇活動や趣味，活動に対する満足度 ・ADL 動作：実践能力 食事行為，排泄行為，整容行為，清潔行為，移動行為の自立の程度 ・家庭生活維持機能 料理行為，洗濯行為，掃除行為，買い物行為の自立の程度 2）運動に関すること ・身体状態 身体障害・麻痺（部位，程度），握力・徒手筋力テスト，関節可動域（ROM），巧緻性，運動性の活動（チック，振戦の有無），移動能力（寝返り，立ち上がり，姿勢バランス，歩行），器具の使用（杖，歩行器，義歯，その他），利き手，姿勢・体位に影響する治療や検査（抑制法・安静療法・持続点滴・その他） ・錐体外路症状（アカシジア，パーキンソン様症状，ジストニア，遅発性ジスキネジア） ・心肺機能に関すること（活動時の酸素化に関する反応） 呼吸（回数，呼吸音，リズム，深さ，呼吸の型，呼吸困難，胸痛，息切れ，倦怠感，眩暈，動悸，咳，痰の有無，肺機能検査，胸部Ｘ線検査） 循環（血圧，脈拍数，リズム，緊張度，心尖拍動の触知，頸動脈の触知，心雑音，失神，チアノーゼ，爪床の色）
5. 睡眠―休息	睡眠，休息，およびリラクセーションのパターンを表します．対象には，1日24時間中の睡眠と休息およびリラクセーションのパターンが含まれます．また，患者の認識する睡眠と休息の質と量および患者が認識するエネルギーレベルも含まれます．さらには，薬剤や睡眠前の日課などさまざまな睡眠補助手段も含まれます．	患者の睡眠状況や睡眠・休息において工夫していること，薬物療法による睡眠状況と心身への影響などについて，活動と休息のバランスの妥当性を含めてアセスメントする．	1）睡眠パターンに関すること ・睡眠時間，起床時間，就寝時間，午睡の有無 ・睡眠中の覚醒回数 ・熟眠感，入眠困難の有無 ・不眠の訴えの有無，原因 ・不眠に関する随伴症状（頭痛，目の下のくま，充血した目，頻回なあくび，集中力の低下，疲労感） ・睡眠を助ける工夫の有無 ・睡眠のための習慣（ベッド・畳・その他） ・睡眠薬の使用の有無（薬剤名） 2）休息に関すること ・1日の休息時間，休息状態 ・日中の倦怠感，気分の変調（気力，意欲の低下） ・医療処置などの有無 ・リラクセーション状況（時間と内容）

6. 認知―知覚	感覚・知覚および認知パターンを表します．対象には，視覚，聴覚，味覚，触覚，嗅覚などの各感覚様式，障害への対処に使用されている代償手段または人工装具（例：眼鏡，補聴器）の適切性が含まれます．必要に応じて，疼痛の知覚や管理方法についての報告も対象に含めます．言語，記憶，判断，意思決定などの機能的な認知能力も表します．	患者の感覚・知覚や認知の程度や障害の有無に関すること，それが生活全般（つまり，ほかの領域）への影響や患者の判断能力や安全への支援が必要かをアセスメントする．	1）感覚・知覚に関すること ・意識レベル ・見当識の問題の有無（時間・場所・人物） ・反射（瞳孔反射，対光反射，握り反射，開口反射，嚥下反射，四肢反射） ・感覚 視覚：（幻視，視力，眼鏡，コンタクトレンズ），聴覚：（幻聴，平衡感覚，聴力，眩暈，耳鳴り），嗅覚：（幻嗅，鼻閉），触覚：（体感幻覚，痛覚，温冷感覚，知覚異常，しびれ），味覚：（幻味，味覚異常） ・自律神経症状（血圧低下，口渇，唾液分泌過多，頻脈，胃腸障害など） ・疼痛・悪心・嘔吐，掻痒感（部位，性質，強さ，持続時間，発現と経過） 2）認知に関すること ・思路障害（観念奔逸，思考制止，思考途絶，滅裂思考，連合弛緩，保続，迂遠，冗長） ・思考内容（強迫観念，思考伝播，思考吹入，思考奪取，誇大妄想，微小妄想，被害妄想，被毒妄想，注察妄想，関係妄想，嫉妬妄想，恋愛妄想，血統妄想，罪業妄想など） ・言語障害，記憶障害の有無 ・姿勢，表情，視線 ・知的機能評価（知能検査，長谷川式簡易知能評価検査など） ・行動の問題の有無
7. 自己知覚―自己概念	自己概念パターンと自己についての知覚内容を表します．対象には，自己に関する態度（認知的，情緒的，または身体的），能力の理解，自己イメージ，アイデンティティ，全般的な価値観，全般的情動パターンなどが含まれます．身体の姿勢や動きのパターン，視線，声と話しかたのパターンも観察します．	患者の自己に対する認識（自尊感情，自傷感情の程度，自傷行為の可能性）や他者の自分に対する評価など，治療の経過を含めてアセスメントする．	1）自己知覚に関すること ・肯定的・否定的な自己の見方の有無，内容 ・自己に対する感覚（満足感，絶望感，無力感，いらいら感，怖れ，不安の有無） ・病気による自分の体調の変化をどのように感じているか ・コントロールの喪失感の有無 ・自殺念慮，暴力の意志，自己破壊行動の有無 ・自己決定困難，神経過敏，葛藤，集中力の有無 ・ボディイメージ（自分の外観をどう思っているか） ・非言語的行動（表情，姿勢，態度，身だしなみ） ・発達段階* 2）自己概念に関すること ・自己の認識している長所，短所 ・精神的落ち込みの有無，程度 ・なりたいまたは変えたいと思っていること ・他者の自分に対する評価 ・心理系検査 ・発達段階*（知能・性格・認知力検査）

* 発達段階は身体面・精神面にかかわる

8. 役割—関係	役割関与と人間関係のパターンを表します．対象には，患者の現在の生活状況における主要な役割と責任の理解が含まれます．家族，仕事，または社会的関係やこれらの役割に関連する責任も対象となります．	患者の家族内および社会での役割，サポートシステム，病気，治療の影響による役割変化，役割に対する満足感や考えに関すること，人間関係が健康に与えている影響などをアセスメントする．	1）家族での役割・責任に関すること ・家族構成 ・家庭における役割と役割に関連する問題 ・病気や入院による家族役割，職場，地域活動の変化の有無 ・入院に対する家族の考えかた（面会状況・面接時のやり取り・病気や入院に対する家族の感じとり方・依存・独立・相互関係） 2）仕事に対する役割・満足に関すること ・経済状況 ・職業と仕事上の満足度 ・職場の変化の有無 3）地域社会での役割・責任に関すること ・地域活動や社会活動の参加状況や満足度 ・地域活動の変化の有無 ・サポートシステム；サポートしてくれる人の有無と距離，友人（多い，少ない），友人，親戚，近隣，他者との関係性 ・社会における役割・満足度・孤独感（言葉・態度・表情） 4）他者との関係に関すること ・入院による人間関係の変化 ・人間関係パターンに関する本人の認識 ・人間関係パターンに関する重要他者の認識 ・重要他者
9. セクシュアリティ—生殖	セクシュアリティに関する満足または不満のパターンと，生殖パターンを表します．対象には，セクシュアリティまたは性的関係に対して感じている満足または障害が含まれます．さらに，女性の生殖状態，閉経前，閉経後，およびそのほかの問題が対象になります．	死別や離別によるパートナーの喪失，不妊症，疾病，障害は生殖の妨げになる．また，PTSD，虐待，加齢による変化も性的関係を左右する．これらをふまえて思春期，月経の状況，閉経，更年期など，患者の発達段階のデータからアセスメントする．	1）セクシュアリティに関すること ・性についての問題の有無 ・自己の性に対する受容と認識 ・婚姻状態 ・性生活の満足度・悩み 2）生殖パターンに関すること 女性 妊娠歴，子どもの有無，年齢，月経（有無，規則的・不規則的）最終月経，月経に関する問題（生理痛・腰痛・貧血・その他），初潮年齢・閉経年齢，更年期障害の有無 男性 前立腺の問題の有無，泌尿器系疾患の有無

10．コーピング―ストレス耐性	全般的なコーピングパターンと，ストレス耐性の観点からそのパターンの有効性を表します．対象には，自己統合性への挑戦に耐える余裕または受容力，ストレスの処理方法，家族やそのほかのサポート・システム，状況をコントロールし管理する能力をどのように認識しているか，などが含まれます．	患者の過去のコーピングパターン，ストレス耐性から現在有効なコーピングスキルをアセスメントする．	1）ストレッサー／ストレス反応に関すること ・ストレスに感じる出来事や入院または病気に関する心配事 ・ストレスによって生じやすい心身の反応 ・不安や恐怖（脈拍増加，呼吸数増加，感覚知覚の狭小化，緊張感，入眠困難，集中困難，ひきこもり，攻撃的行動） ・怒り（顔面紅潮，浅い呼吸，冷や汗，皮肉を言う，口論，威圧，暴力） ・罪・恥（当惑，後悔，孤立，自虐的表現，自尊心：高い・低い） ・悲しみ（空虚感，無価値観，絶望感，無力感，希望，ひきこもり，自殺念慮） 2）コーピング／レジリエンスに関すること ・普段の緊張の程度やリラックスしているか ・日頃のストレスに対する対処方法（どんなことで気分が楽になるか） ・リラックスのための薬品，麻薬，アルコールなどの使用の有無 ・今までの同様なストレス（不安・恐怖，怒り，罪・恥，悲しみ）にさらされたときの対処行動 ・防衛機制（合理化・反動形成・昇華・退行・取り込み・投影・否認・抑圧・自己への投射・置き換え・分離・同化） ・心理系検査 ・趣味 ・性格
11．価値―信念	選択や意思決定を導く価値観，目標，または信念（信仰を含む）のパターンを表します．人生において重要だと認識されているもののほか，健康に関連する価値観，信念，あるいは期待において感じている葛藤も含まれます．	患者のこれまでの生活で大切にしてきたことや考えかた，現在・今後も大切にしていきたいことや考えかたといった選択や意思決定を導く価値観や信仰に関することをアセスメントする．	1）価値観／信念／行動の一致に関すること ・これまでの生活や人生・意思決定において重要と考えていたこと ・人生における希望や生きる力の源になっているもの（生き甲斐） ・人生で達成したいこと（目標） ・自分自身の価値や信念の共有者の有無 ・自分が望むような生きかたができているか ・意思決定を自分でするか 2）宗教や宗教的習慣の有無に関すること ・信仰している宗教の有無 ・宗教的習慣の有無 ・宗教に関する物の置き場所，関係者の訪問状況

第3章

看護過程の実際
── 事例展開

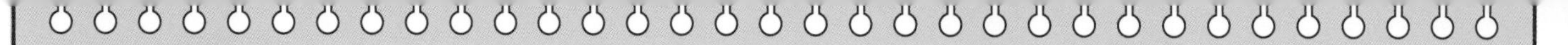

統合失調症をもつ人の看護過程①（急性期の場面）

Aさんの紹介

Aさんは20歳代前半の男性である．病弱な母と祖母との3人暮らしである．

Aさんは調理師専門学校に進学したが，友だちとうまくいかず2年生の5月から登校できなくなった．友だちの言葉が気になり，夜遅くまで眠れず，朝方になってから入眠し，食事のときも起きられず自分の部屋で過ごす日が続いた．7月に退学し，夜間にコンビニエンスストアに出かける以外，ほとんど家の中で過ごしていた．

7月以降，自分の部屋に閉じこもったまま数カ月も風呂に入らず，心配した叔父が部屋に入ると，部屋の中は食べ物の残りや空のペットボトルなどのごみ，衣服などが散乱し，異臭がしていた．叔父が風呂に入るように強く説得すると，興奮して怒鳴り散らした．

数日後，叔父が部屋に入るとうずくまったまま動こうとせず，壁に向かい何かを言っていた．母親が部屋を片づけようとすると大声を出した．その後3日間，Aさんは不眠が続き食事もとれなくなった．心配した母親が叔父に相談し，次の日，母親と叔父に付き添われ，精神科病院を受診した．統合失調症の疑いで医療保護にて入院した．

Aさんに関する情報

■ Aさんの身体に関する情報（入院7日目）

- 身長165 cm，体重50 kg，BMI 18.4
- 処方内容（看護師から毎回渡される）
  エビリファイ®（アリピプラゾール）3 mg（1日3回朝・昼・夜）
  アキネトン®（ビペリデン）1 mg（1日3回）
  ランドセン®（クロナゼパム）1 mg（夕）
  ベンザリン®（ニトラゼパム）20 mg（就寝時）
  サイレース®（フルニトラゼパム）1 mg（不眠時・不穏時）
- 血液検査：Hb 15.0 g/dL, Ht 45.5%, TP 6.6 g/dL, Alb 5.0 g/dL

■ Aさんの生育歴に関する情報

- 成育歴：幼稚園では通園をいやがり休みがちだった．中学・高校時代，部活動はせず友だちは少なかった．
- 入院前の状況：専門学校の友だちの言葉が気になり，睡眠不足，起床困難で登校できなくなった．2年生の5月から不登校となり7月に退学．夜間にときどきコンビニエンスストアに食べ物を買いに行き，食事は不規則だった．入院直前は3日間不眠・不食．水分は少量とっていた．
- 家族歴：きょうだいはいない．病弱な母と祖母との3人暮らし，両親はAさんが2歳のときに離婚している．

■ Aさんの生活に関する情報

- 食事：入院初日は拒食．その後は病室で1/3〜2/3摂取．
- 服薬状況：入院初日は拒薬傾向．看護師の説得で服薬する．翌日からは拒薬なし．
- 更衣・清潔：促しても更衣・入浴拒否．
- 排泄：ひとりでトイレへ行き，排泄できる．
- 活動：トイレへ行くとき以外は病室で過ごす．
- 睡眠：入院初日の睡眠時間は3〜4時間．入院2日目以降は，中途覚醒があるものの睡眠6時間程度．（Aさんの訴え）入院前，苦手な同級生に「何をやっているのだ．しっかりしろ」と自分のことを言われた．それを考えると今もイライラする．横になると，悪口が聞こえて眠れない．

・対人関係：看護師の問いかけに返事はするが積極的には話さない．入院初日の夜，自分のことを悪く言う声が聞こえ「うるさい，黙れ，やめろ」と大声を発し，同室者と口論になった．
・国民健康保険：本人．

Aさんのアセスメントから結論まで

アセスメント項目とＡさんの情報	Ａさんのアセスメント
1．健康知覚―健康管理	
1）入院までの経緯 ・調理師専門学校に進学したが友だちとうまくいかず５月から不登校となった．友だちに言われたことが気になり，夜遅くまで眠れず，朝方入眠し，食事のときも起きられず，自分の部屋で過ごす日が続いた．７月に退学後は夜間にコンビニエンスストアに出かける以外，ほとんど自分の部屋に閉じこもる生活をしていた． ・部屋には食べ物，飲み物の残りが散乱し異臭がしていた．風呂に入るように話すが興奮して怒鳴り，入浴はしていなかった． ・食事は不規則で，入院直前は３日間不眠･不食であった．水分は少量とっていた． ・病名：統合失調症の疑い ・入院形態：医療保護 2）治療，疾病の知識や受け止めかた ・医師からの説明：疲れているから入院して休みましょう． ・本人の受け止めかた：医師の説明を黙って聞いていた．入院初日は拒薬傾向であったが，看護師の説得にて服薬する．翌日からは拒薬なし．看護師には「自分が病気だなんて考えられない．なぜ薬を飲んでいるのかわからない」と話す． ・アルコールは飲まない． ・喫煙なし． ・入院後，トイレ以外は部屋から出ない．食事は部屋で食べるが後片づけはしない．衣服やベッドの周辺の整理整頓はしない．「なにをやっているんだ，しっかりしろ」などの幻聴がある．	・友だちの言葉を気にして寝られず，睡眠不足から朝の起床が困難になり，次第に生活のリズムも乱れて登校できなくなった．進学後，新しい環境の変化に適応できなかったことは，Ａさんが統合失調症を発症するきっかけとなる要因（ストレス）であったとも，または前駆期の症状として不安や不眠が現れていたとも考えられる． ・入院直前の３日間はまったく食べられない状況と不眠が現れていた．３日間不眠，不食がおこると本人にとって精神的にも身体的にも極度に疲れた状態となる．家族も疲労困憊し，家庭看護が困難な状況になる． ・興奮し怒鳴っていたのは，叔父に対してだけでなく幻聴の言葉に反応していたと考えられる．睡眠や食事をきちんととる基本的な生活習慣も崩れている． **ワンポイント　アドバイス** **統合失調症の発症前には自律神経系の乱れによって身体の不調がみられる．発症直前には不眠が 2～3 日続いて全身消耗状態となっていることがある．身体的問題が生じても苦痛を表現することはむずかしい．** ・入院前も部屋に食べ物の残りや衣服の散乱などがあり，生活環境の整理整頓はできていなかった．入院後も食事の後片づけや，身の回りの整理整頓はできない状態である．健康な日常生活行動を行うことに困難が生じている． ・統合失調症の疑いで医療保護入院となったが，本人の同意はない．入院時は家族に付き添われて拒否せずに入院している．医師からの説明も黙って聞いている．病名の告知を受けているが，初回入院であり，病名を受け入れていない．入院の必要性を理解していない，入院には納得していない可能性が考えられる．疾病についての詳細な説明もまだ受けておらず，服薬の目的もわかっていないため，入院直後は拒薬があった．疾病を自覚し，服薬の目的がわかって服薬が継続できないと，病状が改善しない．また，改善しても，服薬中断により再発の可能性がある． **ワンポイント　アドバイス** **統合失調症の人は，自分が病気かもしれないという「病感」や病気だと思う「病識」をもちづらい．疾病の自覚が得られていないと再発予防の取り組みはうまくいかない傾向がある．**

・処方内容（薬は看護師管理） エビリファイ 3 mg（1日3回） アキネトン 1 mg（1日3回） ランドセン 1 mg（夕） ベンザリン 20 mg（就寝時） サイレース 1 mg（不眠時・不穏時）	

2. 栄養—代謝

1）栄養状態 ・身長 165 cm，体重 50 kg ・体温 36.5℃，脈拍数 70 回/分（整脈） ・血圧 120/80 mmHg，呼吸数 18回/分 ・全身の皮膚に発赤，発疹はない． ・爪の色は良好．爪は長い． ・退学後は夜間にコンビニエンスストアに出かけて食事を買っていた．入院直前は3日間不眠・不食だったが水分は多少とっていた． 入院後，食事は 1/3〜2/3 摂取．食堂に促すが部屋から出ず病室で食事をしている． ・水分量は 1,000〜1,200 mL 摂取． 2）検査値 ・栄養状態：RBC 450×10^4/μL，WBC 8,600/μL，Hb 15.0 g/dL，Ht 45.5%，TP 6.6 g/dL，Alb 5.0 g/dL ・糖代謝機能：BS 70 mg/dL ・脂質：HDL-C 40 mg/dL，TG 55 mg/dL ・電解質：Na 140 mEq/L，K 4.3 mEq/L，Cl 100 mEq/L，Ca 10.8 mg/dL ・炎症反応：CRP 0.10 mg/dL	・入院前の3日間は不食・不眠が続いていた．食事がとれない状態は精神的にもかなり深刻だったのではないかと考えられる．特に食事の摂取量が少ないことから，継続的な観察が必要である． ・BMI は18.4 と低いが，入院前の不規則な食事摂取が影響していると考えられる．TP，Alb は問題ない．食事摂取量は幻聴の有無に左右され，入院初日は拒食であり，その後も 1/3 程度の摂取量である．必要な栄養摂取量としては不十分である． ・全身の皮膚の損傷もなく，異常はみられない．爪の色も問題ない．バイタルサイン，血液検査データにも問題はない． ・水分摂取量は 1,000〜1,200 mL 程度飲水しており，口渇もなく問題ない． **ワンポイント　アドバイス** **看護としては，こころのケアが身体を癒し，身体のケアがこころを癒すという両側面があることを念頭に置いて，心身両面から働きかける．心身を癒すカギは副交感神経を優位な状態にできるかどうかにある．例えば，生活のなかで十分な休養や睡眠が得られる，適度な運動ができる，健康的で必要な食事摂取ができるといった基本的な部分が整うように支援をすることが重要である[1]．**

3. 排泄

1）排便 ・排便回数は1回/日 ・腹部膨満感なし．腹部膨隆なし． 2）排尿 ・排尿回数は4〜5回/日 ・BUN 10 mg/dL，Cr 0.88 mg/dL	・幻聴はあるが，便意は意識されている．排便反射の抑制もみられない． ・排便は毎日あり，現在は問題はない．だが，抗精神病薬の副作用で便秘やイレウスがおこる可能性があるため，毎日の排便の状況を確認する必要がある． ・検査値，排尿回数などから腎機能には問題はみられない．水分摂取量も排尿機能の障害もない． ・排泄行動に対する不適切な行動はみられず問題はない．

4. 活動―運動

1）活動 ・ベッドにうずくまり動かない．日中はベッドに臥床していることもある．部屋まで食事をもっていくと食事を受け取り，ひとりで食べる． ・入浴は促してもしない．衣服の交換を促してもしなかったが，入院後，看護師が清拭を施行した際には一度更衣ができた． ・トイレ以外は部屋から出ない． 2）運動 ・運動機能の問題はない	・食事摂取や排泄はひとりでできている．食事のときには食堂に行くなど，少しずつ活動範囲を広げることが必要であるが，できていない． ・入浴や更衣は促しても行わず，日常生活行動に支障をきたしている． ・入院前は夜間に外出する以外は部屋に閉じこもったままで生活リズムが乱れている．入院後も排泄以外は部屋で過ごす状況であり，活動不足である．

5. 睡眠―休息

1）睡眠 ・入院時は睡眠時間は3～4時間．入院2日目以降は中途覚醒はあるものの6時間程度． ・熟眠感はなし． ・幻聴があり眠れない．ときどき目が覚める． ・眠れないときは眠剤を飲んでいる（サイレース1 mg） ・欠伸（あくび）はなし． ・日中はボーッとしていることがある． 2）休息 ・ベッドにうずくまり動かない．日中はベッドに臥床していることもある．	・入院初日は睡眠時間は3～4時間であり，眠れないとの訴えがあった．2日目以降は6時間程度であるが中途覚醒もあり，熟眠感を得られていない様子である．幻聴などの精神症状や入院による環境の変化による不安・緊張，入院前の生活リズムの乱れなどが，睡眠時間，質に影響を与えている． ・脳の休息のためには，適度な時間と質のよい睡眠が必要である．統合失調症の急性期には不眠となることが多いが，精神症状改善のためにも十分な睡眠が必要である．脳が過覚醒で十分な睡眠が得られないと，精神症状が悪化する危険性がある．

6. 認知―知覚

1）感覚・知覚 ・幻聴があり「なにをやってるんだ．しっかりしろ」などの自分を悪く言う声が聞こえる． ・本人の受け止めかた：自分のことを勝手に言っている，イライラする．いろいろなことを言うのでわからない． 2）認知 ・看護師の問いかけには「はい」「いいえ」での受け答えはできている．「学校のことは人に話してもばかにされるだけ」だと話す．	・幻聴は知覚の障害だが，内面からの刺激と外界からの刺激が区別できず，幻聴を実際に言われていると捉えてしまっている．この幻聴は自分を批判する内容であることから，幻聴が聞こえて不安が強く不眠になり，食事や登校ができなくなった．現在も幻聴のために不眠があり，「なにやってるんだ」「しっかりしろ」などの幻聴があるときは，それによって生活行動が障害されている． ・話しかければ受け答えはできているため，聴覚や発語機能は正常であり，言語的コミュニケーション機能に問題はないが，やや被害的な思考がある． **ワンポイント　アドバイス** **認知機能は，情報を知覚することから頭の中で判断し，行動に移すまでを含む．幻聴は外からの声や音の情報が実際にはないにもかかわらず，聞こえる状況である．幻聴は知覚の障害である．**

7. 自己知覚―自己概念

1）自己知覚 ・調理師専門学校に進学したが友だちとうまくいかず2年生の5月から登校できなくなった．友だちの言葉が気になり，夜遅くまで眠れず朝方になり入眠し食事のときも起きられず自分の部屋で過ごす日が続いた．7月に退学した． ・「自分が病気だなんて考えられない」 ・視線を合わせない，看護師の問いかけには小さな声で返答する． 2）自己概念 ・調理師専門学校に入ったが中退した．その理由として，「自分は嫌われているし，役立たずだと思われているので学校へは行かなかった．学生時代は寂しかったし，面白くなかった」と看護学生に話した． ・退院して叔父の中華料理店を手伝いたいという希望をもっている．	・友だちとうまくいかず登校できなくなったことから，友だちの言葉を気にしすぎ，友だちとの関係を否定的に考えている． ・自尊心が低く自分に自信がないためか不安が強く，過敏な状態だと考える．あるがままの自分を受け入れておらず，傷つきやすい状態である．不安で寝られない状況であり，精神的な落ち込みが考えられる． ・調理師になりたかったが，学校を中退してしまったことでの挫折感があることが考えられる． ・自分に自信がなく，自分と他人との関係をポジティブに考えられない．

8. 役割―関係

1）家庭での役割 ・病弱な母と祖母と3人暮らしである．両親は2歳のときに離婚している．叔父が何かと面倒をみてくれる．母親はしっかりした子に育てようと口うるさいときもあったが，体調の悪いときには放任していた．母親に対しては「気の抜けない雰囲気」を感じていた． 2）他者との関係，発達課題 ・幼稚園入園後，新しい生活や友だちに馴染むのに時間がかり，通園をいやがり休みがちだった．中学，高校時代，部活動はせず友だちは少なかった．調理師専門学校に進学後，不登校になり退学した． ・看護師の問いかけに返事はするが積極的には話さない．なぜ相談しないのかと聞いたところ，看護学生に「学校のことは人に話してもばかにされるだけだし，家族に話してもどうにもならないから」と言った．	・3人家族のひとり息子である．父親不在で母親も病弱である．祖母や叔父の協力はあるが，母親は過干渉と放任があり，母子関係は不安定だと思われる． ・2歳で両親が離婚したことから家庭環境が不安定で乳幼児期に安定したかかわりがもてず「基本的信頼」の獲得が不十分であり，人とかかわることへの苦手意識がある．今は被害的思考があり，必要なとき，相談することができていない．それは青年期の発達課題である「自我の確立」ができておらず，不安が強く，友だちや他人を信じることが難しく，今の自分自身も受け入れている状況ではないこととの関連が考えられる．

9. セクシュアリティ―生殖	
・20 歳代の男性，独身男性であり，子どももいない．性的機能についての情報もない．性的機能についての訴えはない．	・特に訴えはない．現在のところは問題ないと思われる．
10. コーピング―ストレス耐性	
1）ストレッサー，ストレス反応 2）コーピング，レジリエンス ・調理師専門学校に進学したが友だちとうまくいかず登校できなくなった．友だちの言葉が気になり，夜遅くまで眠れず食事のときも起きられず，自分の部屋で過ごし，７月に退学した． ・入院前の趣味は，お菓子づくり．入院後，おやつに出るお菓子を食べるのを楽しみにしている．	・友だちとうまくいかず，人のことを気にしすぎ，かかわりを避けるようになったことは，統合失調症の前駆症状であったとも考えられる． ・一方で，友だちとうまくいかず登校できなかったことから，人のことを気にしすぎ，いつまでも気持ちを引きずる傾向があることも考えられる．気分転換することや，人に愚痴を言ったりできず，自分の考えを他者に主張したり，相手の考えを聞いて折り合いをつけたりすることが困難な状況で，悩みがあっても積極的な解決策をとることができていない． ・直面した問題に対して自分の見かたを変えてみるという対処行動や，難しい問題に直面したとき人に協力を求める行動ができていない． ・元気なときはお菓子をつくり，気分転換のための積極的行動がとれていた．
11. 価値―信念	
・「早く退院して，叔父の仕事を手伝いたい．叔父の中華料理店を手伝ったことがある」	・早く退院して，叔父の中華料理店を手伝いたい希望をもっている．希望をもつことで目標をもって前向きに努力していくことができるため，A さんにとってこれは強みである．

看護診断リスト

#1 非効果的健康維持行動

>> この診断が導かれた理由

・A さんは進学後不登校になり，友だちに言われたことが気になり，刺激に過敏な状態である．不眠で朝方入眠し，食事は不規則で，入浴は促されてもできていなかった．部屋の中は食べ物の残りや空のペットボトルなどのごみ，衣服が散乱し，異臭もしていた．入院直前は３日間不眠・不食だったが，水分は多少とっていた．これは統合失調症の症状の過覚醒の状態だが，不健康な日常生活であり，〈基本的な健康習慣についての知識不足〉状態である．３日間不眠・不食だったのは「３食きちんと食べて夜は眠る」ための努力ができず，〈健康探求行動が欠如している〉状態である．

・入院時の睡眠時間は 3～4 時間で，「眠れていない」と訴えがあり，入眠困難がある．幻聴により中途覚醒もあり，睡眠の持続困難もある．「自分が病気だなんて考えられない．なぜ薬を飲んでいるのかわからない」と言い，〈健康改善への関心不足〉がある．

・また，友だちの言葉を気にしすぎ，不登校になったのは，友だちとの関係を「自分は嫌われているし，役立たずだと思われている」と否定的・被害的にとらえ〈認知機能の障害〉の状態にあり，自ら話しかけるなどのコミュニケーションが行えず〈無効なコミュニケーション能力〉である．

>> 診断指標

基本的な健康習慣についての知識不足

健康探求行動が欠如している

健康改善への関心不足

>> 関連因子

無効なコニュニケーション能力

認知機能の障害

#2　社会的相互作用障害

>> この診断が導かれた理由

・家庭では，母親がしっかりした子に育てようと口うるさいときと，体調の悪いときには放任していた状態があり，「気の抜けない雰囲気」があった．時折叔父が家を訪ねているが，悩みや混乱を叔父にも話していないため〈他者との交流が機能不全〉である．

・学校で友だちとうまくいかず「何をやっているんだ，しっかりしろ」という幻聴があった．「自分は嫌われているし役立たずだと思って，学校へ行かなくなった．学生時代は寂しかったし，面白くなかった」が，「学校のことは人に話してもばかにされるだけだし，家族に話してもどうにもならない」と思い，家族や〈人と満足できる相互関係を構築するのがむずかしい〉．困ったことを相談できる〈心理社会的サポート体制が十分にない〉．問題に対し自分の見かたを変えるという〈相互関係をよくする方法についての知識不足〉がある．

・入院後も自室の後片づけをしない．衣服やベッドの周辺の整理整頓ができない状態は〈思考過程混乱〉である．また，〈不十分な個人の衛生意識〉もある．

>> 診断指標

他者との交流が機能不全

人と満足できる相互関係を構築するのがむずかしい

心理社会的サポート体制が十分にない

>> 関連因子

相互関係をよくする方法についての知識不足

思考過程混乱

不十分な個人の衛生意識

Aさんの関連図（＃１　非効果的健康維持行動に関して）

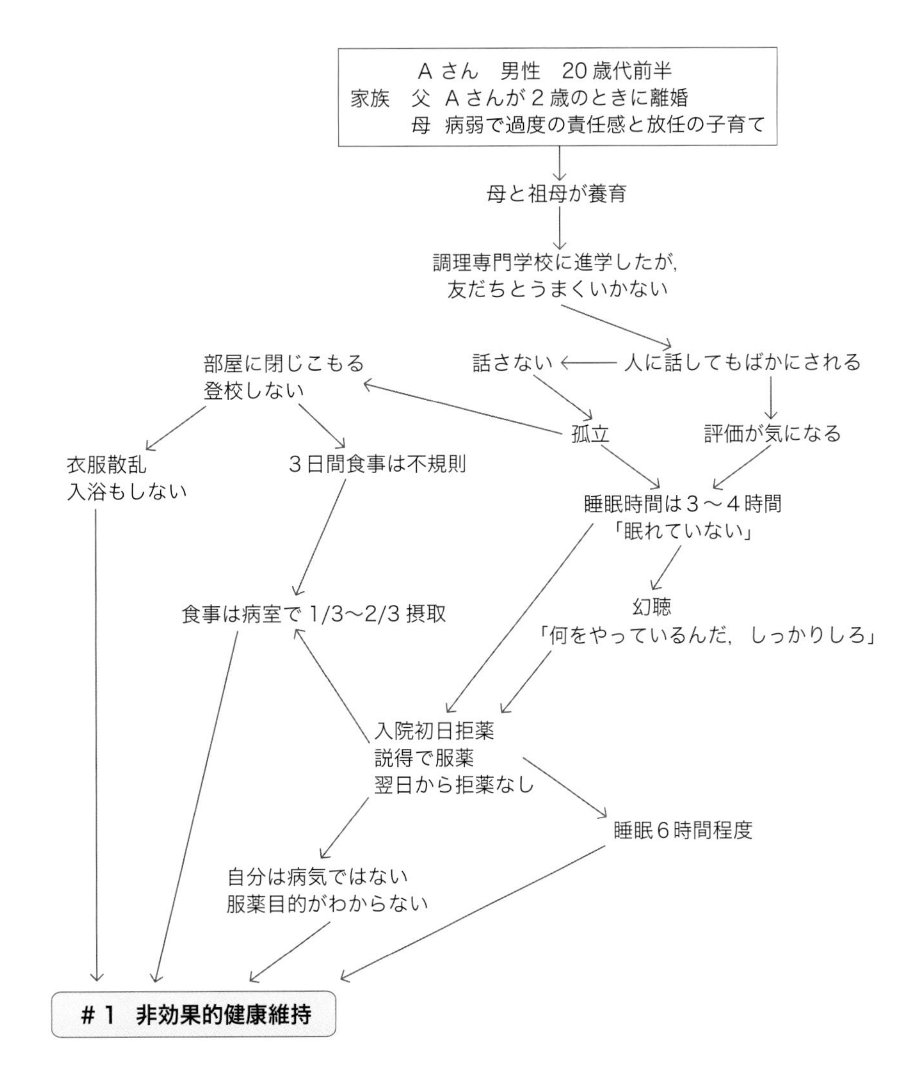

看護介入（＃１　非効果的健康維持行動に関して）

月日	看護診断	長期目標	短期目標（期待される結果）	具体的な方法
	＃１　非効果的健康維持	服薬と十分な睡眠と１日３回の食事がとれて，生体リズムを整えることができる	1．服薬が確実にできる 2．夜間，十分睡眠がとれる（８時間程度） 3．食事が３食，2/3以上摂取できる 4．服薬，十分な睡眠，３食バランスよく食事をとることの必要性がわかる	【OP】 ①服薬の状況の確認 ②服薬後「飲めましたか」など声をかけて返事を促し，口腔内を確認．服薬後に洗面所やトイレに行く場合は吐いていないかを確認 ③服薬による副作用の有無．眠気，口渇，ふらつき，便秘，倦怠感などの有無 ④睡眠時間，起床時刻，不眠時の薬の使用状況 ⑤熟眠感や睡眠に対する訴え ⑥１日の過ごしかた，活動範囲 ⑦食事摂取量，飲水量の確認 ⑧欠食や間食の有無 ⑨服薬，睡眠，食事に対する訴えの内容と頻度，表情 【TP】 ①服薬し，睡眠，食事をとれるようになったら体調の変化について話し合い，効果の確認をする ②なぜ入院したのか，入院に対する思いや病識を確認する ③疾患や服薬に対する思いや病名について，回診時や受け持ちの看護師のいるときに確認する ④薬の作用，服薬の目的について説明する 【EP】 ①眠くなくても８時間程度の睡眠と，空腹でなくても３食バランスのよい食事をとることが，体調を整え，再発予防になると説明する

Aさんの関連図（＃２　社会的相互作用障害に関して）

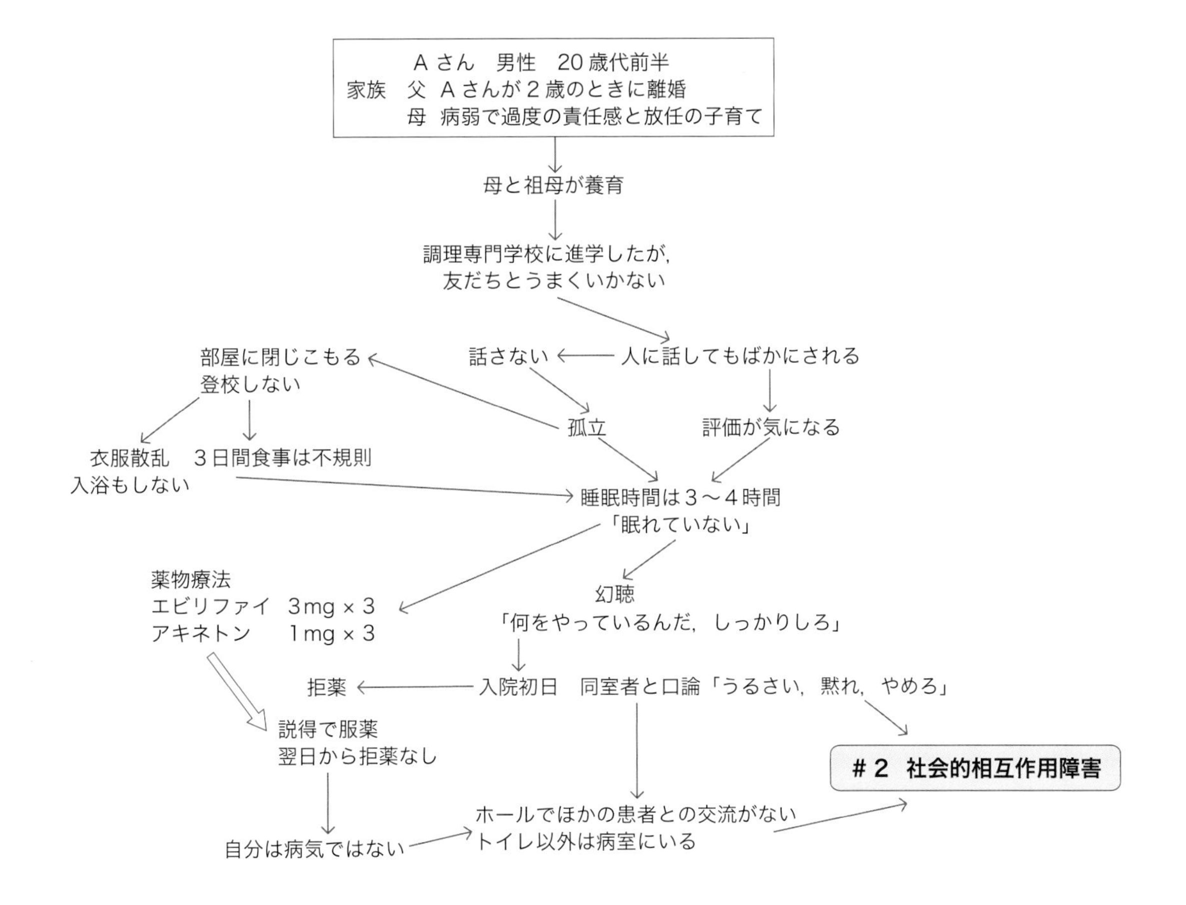

看護介入（＃2　社会的相互作用障害に関して）

月日	看護診断	長期目標	短期目標 （期待される結果）	具体的な方法
	＃2　社会的相互作用障害	医療従事者には，不安や困ったことを相談できる	1．病棟で医療従事者と話して安心できる場所だということがわかる 2．自然な会話になる	【OP】 ①他患者との接しかたや態度，看護学生・医療従事者との接しかた，家族との接しかた，表情や会話内容 ②不安感の表出の有無，程度 ③日常的なことや困ったことが言えるか ④活動範囲 ⑤幻覚，幻聴の訴えの内容と程度，表情，意思疎通の観察 ⑥更衣・入浴・片づけなど身の回りのことができているか 【TP】 ①訴えを受容的，共感的に聴く ②言葉をフィードバックしながら聴く ③周りの人が自分をばかにしていると感じたときは，直接相手に言わず，看護師や看護学生に話しに来るように伝える ④幻聴に対して，客観的にとらえ現実に目を向ける，話題を変えるように説明する ⑤ケアを行う際は短くわかりやすく手順を説明し受け入れてもらう ⑥必要に応じて入浴や更衣を介助して，かかわりを通して信頼関係をつくる 【EP】 ①不安や心配事は話すだけで気持ちが軽くなることがあるので，話をするように伝える ②幻聴の内容を言葉で表現するように説明する ③医療従事者やほかの患者は安心してよい存在であることを説明する

Aさんの統合関連図

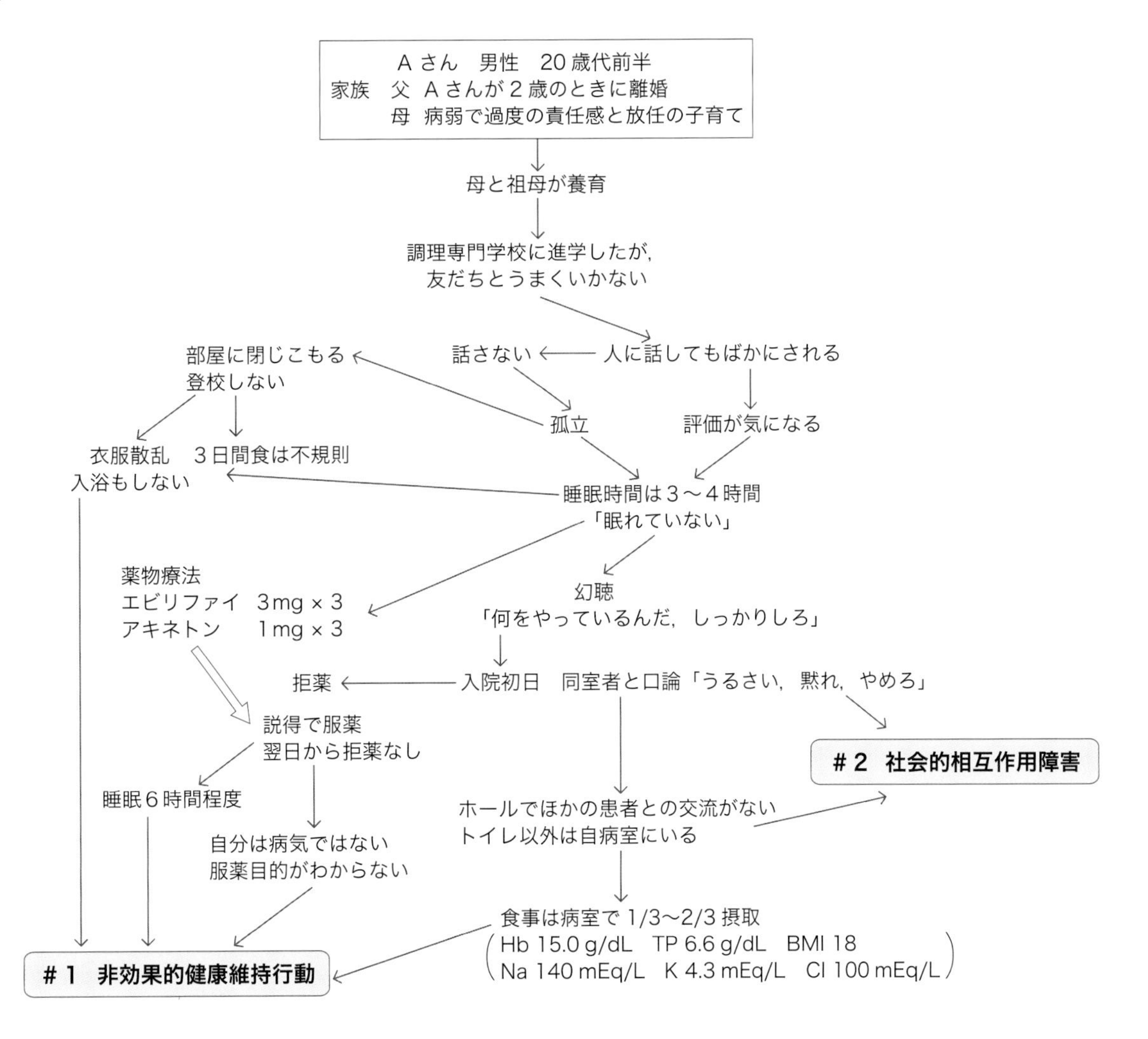

本事例のポイント

①入院直後は睡眠・食事・服薬ができるようになれば病状が改善していく傾向がみられるので，睡眠・食事・服薬ができるようにかかわることが大事である．

②疾患の根底に不安がある．自信のなさがあったり，精神的に孤立していたりするため，睡眠・食事・服薬・入浴や身の回りの世話を行いながら，安心感を与えるように受容的・共感的にかかわることが大切である．

〈文　献〉

1）遠藤淑美，末安民生 編：新版精神看護学，中央法規，2020．
2）T. ヘザー・ハードマン，上鶴重美・他：NANDA－I 看護診断定義と分類 2021～2023．原書第12版，医学書院，2021．

COLUMN

ドーパミン仮説とは

脳にドーパミンが神経伝達物質として機能している4つの経路（中脳辺縁系，黒質腺状体系，中脳皮質系，漏斗下垂体系）がある．統合失調症では中脳辺縁系で過剰なドーパミンの放出があり，異常なシグナル伝達が行われ，幻覚・妄想がおこる．

抗精神病薬はドーパミン受容体に結合することによって，放出されたドーパミンが次の神経シグナルを伝えることで幻覚・妄想が低下する．

（長嶺敬彦：抗精神病薬の「身体の副作用」がわかる．医学書院，2006．より）

処方薬について

エビリファイは，ドーパミンの神経伝達を安定化させる抗精神病薬である．刺激に過敏になり不安・不眠の状態を改善する目的で使用している．従来の定型薬に比べ副作用の錐体外路症状は少ないが，血糖値が上がる危険性があるので注意する必要がある．

アキネトンは，抗精神病薬による副作用のパーキンソン症状・錐体外路症状の予防・改善に使う．Aさんには現在症状はない．

ランドセンはベンゾジアゼピン系の抗てんかん薬に分類される．自律神経発作や興奮に対して使用する．

ベンザリンはベンゾジアゼピン系の中期作用型の催眠鎮静薬で，副作用の転倒・ふらつきに注意が必要である．

不眠時のサイレースもベンゾジアゼピン系の中期作用型の催眠鎮痛剤である．効果の出現はベンザリンより早く，睡眠作用が強い．早朝覚醒などの不眠症に有効である．

（浦部晶夫・他編：今日の治療薬2013　解説と便覧．南江堂，2013．より）

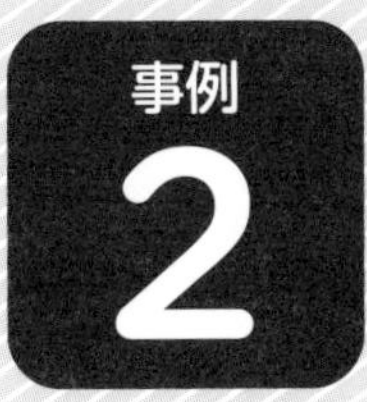

統合失調症をもつ人の看護過程②（慢性期～回復期の場面）

Aさんの紹介

Aさんは40歳代の男性．初回入院後，病弱だった母親が亡くなり単身生活となる．自宅での生活が破綻，断薬状態で調子を崩し5回目の入院となった．入院して1年が経ち，現在は開放病棟に任意入院中である．生活保護を受給中で帰る家はすでになくなっている．

担当医より統合失調症の回復に関する説明を受け，Aさんは「薬は飲まなくてはならない」と言っている．薬の自己管理を勧められていたが，「昔，家でやったことがあるけど続かなかった」と断っていた．しかし，最近は「どうしようかな，Sさんがやっているなら自分にもできるかな」とつぶやきも聞かれる．小遣いは計画的に使えず，「お金のやりくりに自信がない．これからも入院していたい」と話している．

若いころ叔父の店で短期間のアルバイトをしたことがある．頼りにしていた叔父の面会がなくなったのは，「叔父が自分のことを嫌いになったからだ」と言っている．また，夜眠れないと「だめな人間だ」「怠け者」という声が聞こえる．

Aさんに関する情報

■ Aさんの身体に関する情報

・身長165 cm，体重65 kg，BMI 23.8
・血液検査：TP 6.5 g/dL，HDL-C 45 mg/dL，LDH-C 120 mg/dL
・現在の治療：薬物療法，精神療法，作業療法，SST
・処方内容（看護師が管理中）
メイラックス®（ロフラゼブ酸エチル）1 mg（朝）
エビリファイ® OD（アリピプラゾール）24 mg（朝）
セロクエル®（クエチアピンフマル酸塩）50 mg（就寝時）
アモバン®（ゾピクロン）7.5 mg（就寝時）
レンドルミン®（ブロチゾラム）0.25 mg（不眠時）

■ Aさんの生活に関する情報

・食事：食事はほぼ全量摂取．脂質異常症の疑いでおやつの内容を決めてから，検査値は改善した．
・睡眠：就眠時薬服用．幻聴で眠れないときは不眠時薬を服用，またはヘッドホンでラジオを聴く．
・排泄：残便感があるとき，2日間排便がないときは，看護師に下剤の希望を伝える．
・清潔行動：起床時間が遅いとき，歯磨きや洗面を忘れることがある．入浴は看護師に勧められて行うときがある．
・洗濯：入浴後に行うが忘れることが多い．
・服薬管理：勧められてはいるが迷っている．
・金銭管理：下着の購入が多く，計画的な小遣い管理をしづらい
・活動：「からだが重い」と作業療法や散歩を断ることが多い．夕方Sさんと中庭で過ごすのが楽しみ．人と話すのは嫌いではないが，自分からあまり積極的には話さない．心理教室のセッションは断っているが，最近になって病棟のSSTには毎回参加できている．

Aさんのアセスメントから結論まで

アセスメント項目とAさんの情報	Aさんのアセスメント
1. 健康知覚—健康管理	
1）疾患の知識や受け止めかた ・Aさんは開放病棟に任意入院中，5回目の入院である．現在，入院期間は1年となっているが，病状は安定している．担当医より統合失調症の回復に関する説明を受け，Aさんは「薬は飲まなくてはならない」と言っている． ・最近病棟で行われているSSTには，看護師に勧められ参加するようになったが，心理教育のセッションは断っている． 2）健康，再発予防の認識 ・看護師が散歩や作業療法に誘っても「いやだ，今日はからだが重いから行きたくない」と断り，病室で過ごすことが多い． ・夜，眠れないときは，ラジオを聴いたり，追加で睡眠導入剤を服用したりする． ・薬の自己管理を看護師に勧められたが，「昔，家でやったことがあるけど続かなかった」という理由で断っていた．しかし，最近は「どうしようかな，Sさんがやっているなら自分にもできるかな」とつぶやきも聞かれる．Sさんが，服薬自己管理をするようになったのを見て，「うらやましいなあ」と言っている． ・おやつの内容を決めてから血液データが改善している．	・Aさんは，開放病棟に任意入院中であり，病状は安定している．統合失調症の回復に関する説明を受け，「薬は飲まなくてはならない」と言っている．このことから病名を受け入れ，内服の必要性をある程度は理解していると思われる．しかし，SSTは看護師に勧められて参加するようになったが，心理教育*1のセッションには参加していない．病気を受け止めつつも，知識や情報など病識については深める余地があると考えられる． **ワンポイント　アドバイス** **自分がどのような疾患にかかっているか，客観的に正しく判断することを病識という．また自分が病気であるという感じ，自分が変化したという感じという漠然としたものを病感という．統合失調症では，病感はあっても病識がない場合が多い[1]といわれている．心理教育に参加するなど，回復に必要な知識や情報を学ぶことで病識は高まる．** ・Aさんは病室で過ごすことが多く，夜眠れずに追加で眠剤を服用し，翌朝起きるのが遅くなるときもある．服薬自己管理はしておらず，正しい生活リズムとなっていないときもあるため，健康管理行動は十分にとれていない．服薬自己管理を迷い，決めかねていることにより，任意入院で1年という長期になっており，退院に向けた目標をもっていない．若いとき，入退院を繰り返したことで，服薬の自己管理や健康管理に自信を失っていると考えられる．健康管理行動がとれなかったり，服薬自己管理をためらったりすることは，いやなことや苦手なものから逃げたことでそのことがなくなる，オペラント条件付けの行動の法則である「負の強化」である[2]．最近は服薬自己管理をしているSさんをうらやましく感じ，SSTに参加するなど変化がみられるようになった．服薬自己管理を段階的に進めたり，心理教育に参加したりすることで，自信や自己効力感につながると思われる．健康管理行動がとりづらかったのは，自尊感情の低下も要因と考えられる． ・おやつに関する決めごとは守られており，評価できる． *1　心理教育とは，①精神障害やエイズなど受容しにくい問題をもつ人に（対象），②疾患や社会資源などの知識や情報を心理面への十分な配慮をしながら伝え（方法1），③病気や障害の結果もたらされる諸問題・諸困難への対処方法を（方法2），④自分らしく生きていくために習得してもらうことである．ここで大切なことは，病気や障害を経験した人や家族の情報と，専門家がもっている情報と合わせながら参加者同士が相互作用を促すことである[3]．参加者がエンパワメントや自信，自己決定や自己選択の力を身につけることをめざしている．

2. 栄養—代謝

<table>
<tr><td>1）栄養および食習慣
・食事はほぼ全量摂取できている．
・唯一の楽しみは，同じ部屋のＳさんとおやつを食べながら，中庭で過ごすことである．
・以前，脂質異常症の疑いもあったが，看護介入で，おやつは１品と甘くない飲み物と決めてから検査値は改善している．
2）検査値
・BMI 23.8(体重 65 kg)　腹囲 83 cm，Hb 11.5 g/dL，Alb 3.5 g/dL，BS 90 mg/dL，HDL-C 45 mg/dL，LDL-C 120 mg/dL</td><td>・検査データより，コレステロール値，血糖値，BMI は正常範囲内ではあるが，BMI は正常値の上限に近い．抗精神病薬のセロクエルは副作用で脂質異常症や体重増加をきたすこともあるが，服薬している量が少ないため副作用はあまり考慮しなくてもよいと考える．おやつの種類を決めてから，脂質異常症の疑いがなくなっているが，日中の活動が低下していることから，検査データや BMI を観察していく必要がある．</td></tr>
<tr><td>3）代謝
・水分は各服薬時 50〜100 mL，各食事にお茶をコップ１杯（150 mL）と，500 mL のペットボトル 1〜2 本を１日で摂取している．</td><td>・成人の必要水分摂取量は１日 50 mL/kg である．Ａさんの体重は 65 kg なので必要量は 3,250 mL となる．食事には平均 1,200 mL の水分が含まれているため，経口水分摂取量は約 1,500〜2,000 mL で問題はない．</td></tr>
</table>

3. 排泄

<table>
<tr><td>1）排便
・排便は 2〜3 日に１回ある．２日間排便がないときや排便後もすっきりしないときにはＡさんから看護師に伝え，センノシド 12 mg を２錠服用している．
・看護師が作業療法や散歩に誘っても断り，病室で過ごすことが多い．</td><td>・Ａさんは病室で過ごすことが多いことから，運動不足での腸蠕動の低下が便秘に影響していると推測される．精神疾患をもつ人のなかには排便に注意が向かないこともあるが，Ａさんは看護師に伝えて，刺激性下剤であるセンノシドを服用し排便がある．現在，排便に関する問題は少ないが，日中の活動が低下していることより経過をみていく必要がある．排便に関する困りごとを看護師に伝えられることは評価できる．

ワンポイント　アドバイス
統合失調症の人は，緊張や自閉傾向により便秘になることが多い．さらに向精神薬のなかで定型抗精神病薬，三環系抗うつ薬，抗パーキンソン薬の抗コリン作用は腸管の運動機能低下をきたし，便秘やイレウスになりやすい．</td></tr>
<tr><td>2）排尿
・排尿回数は１日に６回程度．
・BUN 8.0 mg/dL　Cr 0.66 mg/dL</td><td>・排尿に関する情報は少ない．排尿回数や検査データは正常範囲のため，排尿に関しては問題がないと考える．</td></tr>
</table>

<table>
<tr><th colspan="2">4．活動─運動</th></tr>
<tr><td>1）活動
・作業療法や散歩は，誘われても「今日は行きたくない」と断り，病室で過ごすことが多い．
・病棟で行われるSSTには，最近になって毎回参加している．
・同じ部屋のSさんと夕方，中庭で過ごすことが唯一の楽しみである．</td><td>・SSTには最近毎回参加できるようになった．作業療法や散歩などの活動はあまりできておらず，病室で過ごすことが多く，日中の活動が低下している．原因として，抗精神病薬の副作用である倦怠感や眠気も考えられる．また長期入院により社会から孤立した結果，趣味や活動に参加する機会が減少し，好奇心や自発性が低下しているためとも思われる．
・Sさんと夕方，中庭で過ごすことは，病棟以外の場所での気分転換となり，刺激を受けている．このことで退院に向けた自信回復や意欲につながると考えられる．

ワンポイント　アドバイス
余暇時間は精神科の患者にとって，休息，気分転換，社会性の回復や自己実現など大切な意味がある．また作業療法は集中力，持続力，社会性，自発性の向上につながる．</td></tr>
<tr><td>2）清潔行為
・起床時間が遅くなったときは，洗面をせずにホールに出てくるときもある．夕食後や寝る前の歯磨きも行わないときがある．
・看護師に勧められて入浴している．
・洗濯は入浴後に行っているが，汚れた下着をためてしまうと，売店で下着を購入することがある．</td><td>・「朝の歯磨きや洗面ができていないことで，周りの人に不快な思いをさせているかもしれない」とAさん自身が気づけることも社会性の回復に重要なことであるが，現在Aさんは陰性症状により自発性が低下し，あまり周囲や自分に関心が向いていないことが考えられる．また，歯磨きが効果的に行われないと口腔内の清潔を保持できず，う歯や歯周病などにより咀嚼などの口腔機能に変化をきたすリスクがある．
・看護師に勧められて入浴するときもあることは，自発性がやや低いと考えられる．
・洗濯は清潔維持の生活技能でもある．汚れた下着をためてしまうことは，清潔に関する生活技能にやや問題があると考えられる．また清潔行為が持続して効果的に行えないことは，自立性の障害である認知機能が障害されていると考えられる．</td></tr>
<tr><th colspan="2">5．睡眠─休息</th></tr>
<tr><td>1）睡眠
・眠前薬を服用して22時過ぎから6時半まで眠れているが，幻聴で眠りにつけないときはラジオを聴いて気分を紛らわせている．追加で睡眠導入薬（レンドルミン0.25 mg）を服用することもある．</td><td>・Aさんが夜眠れないのは，幻聴が聞こえることが原因のひとつである．ラジオで気分を紛らわせ，幻聴に対してのコントロール方法を見出している．
・入眠困難があるときは追加で睡眠導入薬を服用したりラジオを聴いたりして，朝起きづらい結果につながっている．日中の活動が低下していることも，よい睡眠がとれない原因となっている．日中の過ごしかたと睡眠状態は観察していく必要がある．

ワンポイント　アドバイス
睡眠は，病状回復の目安であり，統合失調症など精神疾患の病状をアセスメントする重要な観察ポイントである．統合失調症の慢性期は，自律神経失調症状や不眠，対人関係の障害や易疲労性を訴える時期である．統合失調症の睡眠障害は，うつ病に比べて積極的に訴えてくることが少ないが，入眠困難や中途覚醒が多い．</td></tr>
</table>

6. 認知—知覚

1）知覚 ・夜眠れないと，ときどき「だめな人間だ」「怠け者」と言う声が聞こえてくる．	・A さんは知覚の変調として夜間に幻聴がある．これは長期入院という状況から二次妄想に由来する幻聴と考えられる．慢性期におこる妄想は，長い経過により自尊心や自己効力感が低下し，新しいことに対する不安や抵抗感が強いことが多いためにおこると考えられている．できないことよりできることに注目しながら，根気強く時間をかけて丁寧にかかわる[4]ことが大切である．
2）認知 ・2 週間で 1 万円の小遣いを受け取っているが，計画的に使えない．ときどき下着を購入することがあるのも原因のひとつで，小遣い不足となり，前渡しを要求することが多い． ・A さんは，頼りにしていた叔父の面会がなくなったのは，叔父が自分のことを嫌いになったからだと思っている．叔父の家族へは電話をしていない． ・夜眠れないと，「だめな人間だ」「怠け者」と言う声が聞こえる． ・「お金のやりくりに自信がない．これからも入院していたい」	・統合失調症の認知機能障害のなかに実行機能の障害がある．実行機能とは，目標を決めて計画的に行動することである．A さんは 2 週間で 1 万円の小遣いを計画的に使うことができていない．金銭管理ができにくいのは，認知機能の自立性の障害（p.67 参照）とも考えられる． ・A さんは，叔父の面会がなくなった理由を叔父の家族に確かめようとしていない．叔父に関する正確な情報を得ていないにもかかわらず，叔父が面会に来なくなったのは，自分のことが嫌いになったからだと思い込んでいる．このことは「心の理論」（p.67 参照）といわれる，「相手の意図や考えを推し量ること」ができづらい状態と考えられ，対人関係や社会的関係を築くのに必要な社会的認知機能の障害ととらえることもできる． ・「だめな人間だ」「怠け者」という幻聴が聞こえることは，長期入院という状況からの二次妄想であり，幻聴の内容から微小妄想で，自分の価値や能力を異常に低く感じていると思われる．さらに，金銭管理に自信がもてず病院以外の生活は考えられないと思っている．幻聴をバーチウッドらの ABC モデルでとらえてみると，A「だめな人間だ」「怠け者」（幻聴）→ B 自信を失っている（幻聴に関する認知）→ C「これからも入院していたい」（結果，行動，感情）と考えることができる．幻聴に関する受け止めかたを A さんに尋ねることは大切である．

ワンポイント　アドバイス

統合失調症の認知行動療法では，幻聴を ABC モデルでとらえている．バーチウッドらの ABC モデルは，A 先行する出来事（幻聴）→ B 信念（幻聴に関する認知）→ C 結果，行動，感情という枠組みである．命令する「声」が万能でコントロールできないと考えたりすると，命令に従ってしまう傾向が強い[5]．

7. 自己知覚—自己概念

1）自己知覚 ・叔父の面会がなくなったのは，叔父が自分のことが嫌いになったからだと思い込んでいる． ・自分からはあまり積極的には話さない． ・夜眠れないと「だめな人間だ」「怠け者」という声が聞こえる．	・A さんは「叔父が自分のことを嫌いになった」と自分に対するネガティヴな思い込みがある．経過が長くなればなるほど，家族の高齢化や世代交代などで本人と家族の距離は離れていくことがあり，A さんはその現状を直視できていない． ・積極的に話そうとしないのは，抑うつ状態と考えられるが，自信がもてずに自分を出すことができていないとも考えられる． ・二次妄想による幻聴がある．長期入院中への思いはあまり言語化されてはいないが，無力感や罪悪感を感じ抑うつ状態と考えられる．自分に対する評価感情は，生きかたに影響を及ぼす．自分に対してこのままでよいと思う気持ちや，ある程度の満足感や自信をもっていないと，生活のしづらさや生きにくさにつながる．

ワンポイント　アドバイス

統合失調症の人の自尊感情は，精神障害者というスティグマ，コーピング，病状などが影響するという報告がある．統合失調症の人がよりよい自尊感情をもつには，身だしなみ，コミュニケーションスキル，生活環境整備などの技能が身についていることと，他者からのフィードバックが大切である[6]．また，自分を価値あるものと思う感情（自尊感情）はマズローの段階説でも，尊重（自尊心）のニードであり，大切である．

2）自己概念 ・2週間で1万円の小遣いを受け取っているが，計画的に使えない．ときどき下着を購入することがあるのも原因のひとつで，小遣い不足となり，前渡しを要求することが多い．「やりくりに自信がない．病院以外の生活は考えられない．これからも，ここにずっと入院していたい」と言っている．	・Aさんは，生活技能の金銭管理がうまくできず自信を失い，今後も入院生活を続けたいと思っている．物事をうまくできないという思いは，自尊感情の低下につながり，自己概念に影響がみられている．社会生活を送るのに必要な生活技能は自尊感情に影響を及ぼすと考えられる．
8．役割―関係	
1）家族での役割・責任 ・40歳代の男性．両親は幼少期に離婚，同居していた祖母と母親を亡くし，未婚であるため家族はいない． ・「叔父だけが頼りなんだよ」と言っていたが，叔父は高齢のため，最近は面会がない． 2）仕事に関する役割・満足 ・就労経験は若いころ叔父の店での短期間のアルバイトのみ．現在の経済状況は生活保護を受給中． 3）他者との関係 ・年上のSさんを頼りにし，服薬自己管理しているのをうらやましく感じている．Sさんと中庭で過ごすことが唯一の楽しみである．	・Aさんは単身者であり，叔父も高齢のため最近面会もなく，遠い存在になっている．そのため，現在は家族間での役割を担うことはできていない． ・初回入院後，叔父の店で短期間のアルバイトをしたのみで，就労経験も乏しい．社会での役割経験が少なく，家族や社会に対する帰属意識に影響があったと考えられる．重要他者を含む人間関係のなかで自尊感情は形成されるといわれている[7]．Aさんの環境は自尊感情に影響があったと考えられる． ・同じ部屋のSさんと中庭で過ごすのが唯一の楽しみである．Aさんは服薬自己管理をしているSさんをうらやましく感じ，自分の理想像と感じている．叔父を頼りにしてきたように，年上のSさんを頼りにしているようにみえるが，SさんにとってもAさんに頼られることは，自信や自己効力感につながる．両者の関係は，お互いによい影響を与えていると考えられる．
9．セクシュアリティ―生殖	
1）生殖パターン ・未婚の男性，子どもはいない．	・服用中の抗精神病薬は，性機能障害などの原因となる高プロラクチン血症への影響はない．情報は少ないが，特に問題はないと思われる．

10. コーピングーストレス耐性

1）コーピング/レジリエンス	
・1年という長期入院中. ・「お金のやりくりに自信がない．病院以外の生活は考えられない．これからも，ここに入院していたい」と思っている. ・服薬自己管理を勧められ断っていたが，最近は「どうしようかな，Sさんがやっているなら自分にもできるかな」とつぶやきも聞かれる. ・病棟で毎週行われているSSTには，看護師に勧められて，最近参加するようになった. ・夜眠りにつけないときは，睡眠導入薬を服用したり，ラジオを聴いている. ・唯一の楽しみは，頼りにしているSさんと中庭で過ごすことである.	・Aさんは，病院というルールがある程度決められた環境で，社会におけるストレスを避けて生活をしてきたと思われる．退院に向けて服薬自己管理をしているSさんをうらやましく感じてはいるが，服薬自己管理の行動変容にはなっていないようである．今の状況を変えることでおこる効果，それによる自己効力感に気がついていない．自分自身の健康管理や生活に前向きに取り組むことやコントロールできることが，慢性疾患患者のストレス軽減につながる．Aさんは，夜眠りにつけないときがあり，ラジオを聴いたり，不眠時薬の服用で対処したりしているが現状にストレスを感じていると思われる．Aさんにとって，Sさんと過ごすことが唯一の楽しみであり，コーピング行動となっている．さらに最近はSSTに参加するようになり，自分の理想像と感じているSさんの影響で服薬自己管理に興味をもちはじめた．健康管理に前向きに取り組むことで，回復に向けた自信や自己効力感*2につながると考えられる. *2　レジリエンスは行動変化に重要であり，自己効力とレジリエンスのあいだには関係がある．自己効力はレジリエンスに関連する個人内特性のひとつである[8].

11. 価値ー信念

1）価値/信念/行動の一致	
・「お金のやりくりに自信がない．病院以外の生活は考えられない．これからも，ここにずっと入院していたい」と言っている. ・看護師に勧められ，SSTに参加するようになった ・服薬自己管理を断っていたが，最近は「どうしようかな，Sさんがやっているなら自分にもできるかな」とつぶやきも聞かれる．同じ部屋のSさんが，服薬自己管理をするようになったのを見て，「うらやましいなあ」と言っている.	・金銭管理の生活技能に自信がもてず，今の生活や状況を変えることはあまり考えていなかった．しかし，最近はSSTに参加するようになったことにより自分の考えや気持ちを伝えたり，自立した生活を送るスキルを学んだりして，自信や自己効力感につながっていると考えられる．また，同室者の服薬自己管理に興味をもちはじめAさんの思いや行動変容に関する言葉が聞かれた．自身の健康管理を前向きに考え，回復しようとする力がさらに感じられるようになった．精神疾患を患い，考えかたや生きかたなどの価値観を変えざるをえなかったが，希望や不安などの思いを口に出すことを支えることは，回復するための力を引き出すことにつながる．Aさんらしい人生や生活を送るために，回復への道を一緒に考えていくことは大切である.

看護診断リスト

#1 自尊感情慢性的低下

>> この診断が導かれた理由

・自尊感情慢性的低下とは，「自己価値・自己受容・自己尊重・能力・自分に対する態度について，否定的な認識が長く続いている状態」である．

・A さんは入退院を繰り返し，健康管理に〈何度もの失敗〉をしている．最近，頼りにしていた叔父の面会がないことは「叔父が自分のことを嫌いになったからだ」と〈自己否定的発言〉が聞かれる．さらに小遣い管理がうまくいかず，病院以外の生活は考えられないと〈状況への対処能力を過小評価する〉様子がみられる．同室者の S さんと中庭で過ごすことは楽しみだが，自分からはあまり話さず〈非主張的（ノンアサーティブ）な行動〉となっている．〈不眠〉や微小妄想などの〈抑うつ症状〉があり，眠れないときは「だめな人間だ」という幻聴が聞かれ，〈過度の罪悪感〉を感じている．

・A さんは小遣いを計画的に使うことができづらい．小遣い管理を家計管理と同じととらえると〈家計の管理が困難〉な状態である．また単身者であり，叔父の面会がないことは〈家族の団結不足〉に，さらに就労経験も乏しいことも相まって〈帰属感の不足〉となる要因である．自発性の低下もあるが，「からだが重いから行きたくない」と〈倦怠感〉を訴え，散歩や作業療法を断ることが多い．服薬自己管理を勧められたが〈否定的な諦め〉や〈自己効力感が低い〉ことより「昔，家でやったことがあるけど続かなかった」と断わっている．健康管理行動がとりづらく，服薬自己管理をためらうことは〈繰り返される「負の強化」〉の状態である．また「だめな人間だ．怠け者」という幻聴が〈ストレッサー（ストレス要因）〉となっている．精神疾患となり，慢性の経過をたどったことで今までの生きかたや価値観がゆるぎ，〈スピリチュアルの不調和〉を感じている．

・A さんは，断薬など健康管理がうまくいかず〈失敗を繰り返し経験している人〉であり，収入もなく生活保護を受給中の〈経済的困窮者〉である．発病後より，健康・自信・意欲・仕事・家族・自宅などを失うなどさまざまな〈喪失経験のある人〉でもある．

>> 診断指標

何度もの失敗
自己否定的発言
状況への対処能力を過小評価する
非主張的（ノンアサーティブ）な行動
不眠
抑うつ症状
過度の罪悪感

>> 関連因子

家計の管理が困難
家族の団結不足
帰属感の不足
倦怠感

否定的な諦め
自己効力感が低い
繰り返される「負の強化」
ストレッサー（ストレス要因）
スピリチュアルの不調和

>> ハイリスク群

失敗を繰り返し経験している人
経済的困窮者
喪失経験のある人

>> 関連する状態

精神疾患

#2 レジリエンス促進準備状態

>> この診断が導かれた理由

- レジリエンス促進準備状態とは，「困難だと認識している状況や変化する状況から，ダイナミックな適応プロセスによって回復するパターンがさらに強化可能な状態」である.
- A さんは開放病棟に任意入院中であり，担当医より統合失調症の説明を受け，「薬を飲まなくてはならない」と言っている．薬の自己管理を断っているが「自分にもできるかな」とつぶやきが聞かれる．心理的レジリエンスとは，状況にかかわらずポジティブな影響を維持できることに焦点を当てている[9]．SST に参加するようになったことなど回復への行変動変容がみられ，おやつの決まりごとも守り〈心理的レジリエンス強化への願望を示す〉，〈目標に向け前進強化への願望を示す〉状態である.
- SST 参加と中庭で同室の S さんと過ごすことにより〈対人関係強化への願望を示す〉様子もみられる．SST に参加して自分の考えを上手に伝え，周囲の人たちとコミュニケーションを図りスムーズに社会生活が送れるよう訓練することは〈コミュニケーション能力（スキル）強化への願望を示す〉，〈コントロール感強化への願望を示す〉状態であり，〈コーピングスキルの活用強化への願望を示す〉ことにつながる．また幻聴があるときはラジオを聴くことや，中庭で S さんと過ごすことは気分転換となり，〈コーピングスキルの活用強化への願望を示す〉状態である.
- レジリエンスを構築するためには自尊感情や自己効力感を強化することが大切である[10]．行動変容が課題となっている患者の看護を行うとき[11] 人の行動をトランスセオティカルモデル（変化ステージモデル）で考えてみると，6つの変化ステージにはっきり分けることはむずかしい[12] が，後述のコラム（67 頁）A さんを準備期ととらえることができる．ここは望ましい水準での行動を実行していない場合も含まれ[13]，ヘルスプロモーション型の診断名を考えた.

>> 診断指標

心理的レジリエンス強化への願望を示す
目標に向け前進強化への願望を示す
対人関係強化への願望を示す

コミュニケーション能力（スキル）強化への願望を示す
コントロール感強化への願望を示す
コーピングスキルの活用強化への願望を示す

Aさんの関連図（＃1　自尊感情慢性的低下に関して）

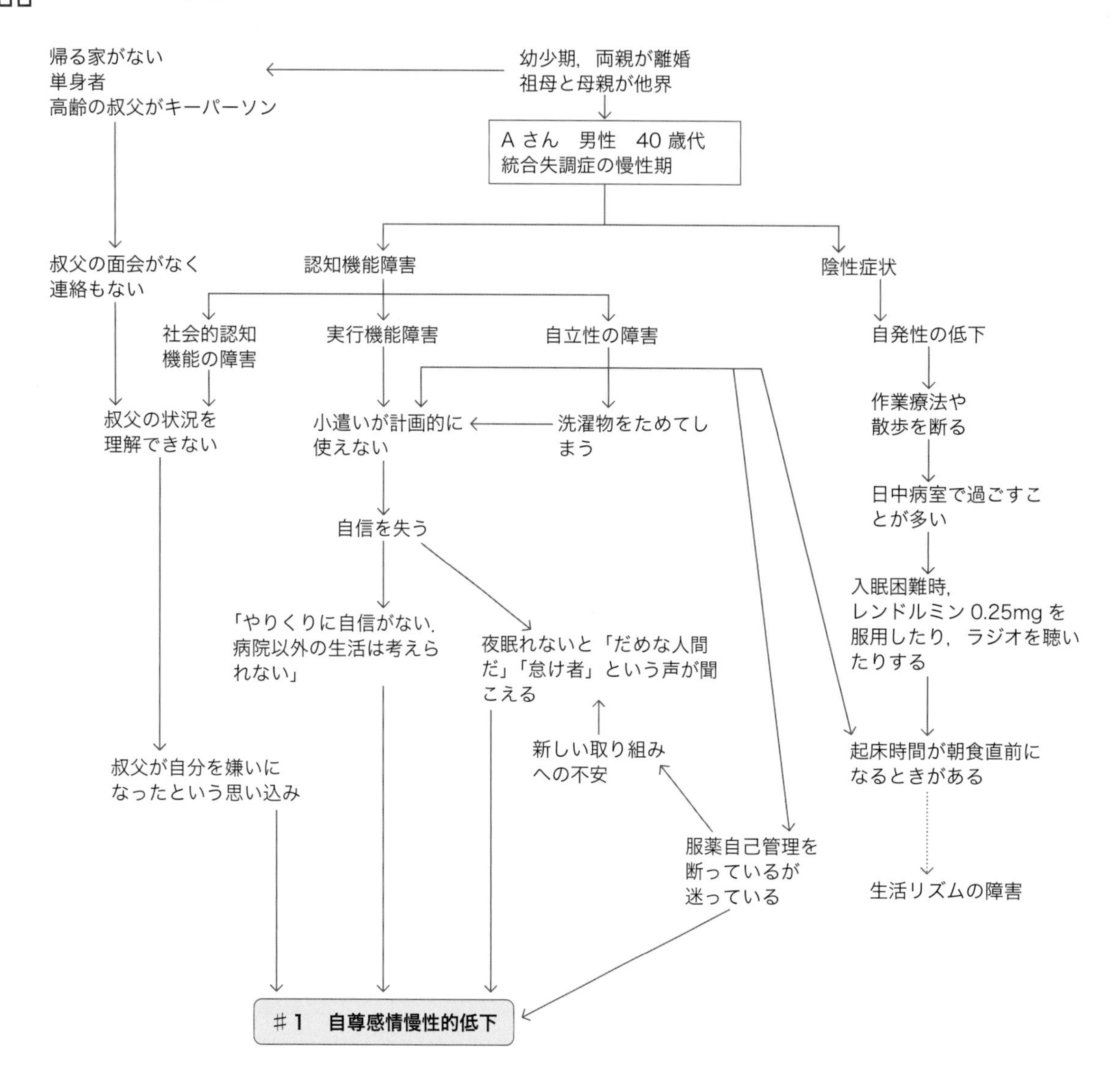

看護介入（＃1　自尊感情慢性的低下に関して）

月　日	看護診断	長期目標	短期目標（期待される結果）	具体的な方法
	＃1 自尊感情慢性的低下	自分に対する肯定的な発言が増える	1．幻聴の有無も含めて，自分の気持ちを話すことができる 2．作業療法やSSTに参加できる．不参加のときは，自分からその理由を言える	【OP】 ①バイタルサイン ②精神症状，幻聴に関する受け止めかたや自己価値に対する言動 ③睡眠，身だしなみ，清潔行動，日中の過ごしかた ④作業療法やSSTへの参加の有無．参加したときに自分の考えを話すことができているか，不参加のときはその理由を話すことができているか ⑤2週間で1万円の小遣いを計画的に使えているか 【TP】 ①散歩に誘うなど話しやすい関係性をつくる ②小遣いについての話し合いやおやつの取り決めなどAさんができているところを伝えていく ③自分の気持ちを率直に伝えた場合は，そのことを評価し伝える ④幻聴はAさんにとって現実であるため，不快な感情を受け止め，その付き合いかたを一緒に考える ⑤洗面や洗濯など清潔行為ができていないときは声かけをする ⑥SSTや作業療法に参加できたときは，評価しそのことを本人へ伝える ⑦叔父の家への連絡を勧めてみる ⑧Aさんの得意なことや，過去の楽しかったことなど成功体験を話し合う ⑨SSTや作業療法への参加を無理強いしない 【EP】 ①困ったことがあったら遠慮せずに相談するように説明する

Aさんの関連図（＃2　レジリエンス促進準備状態に関して）

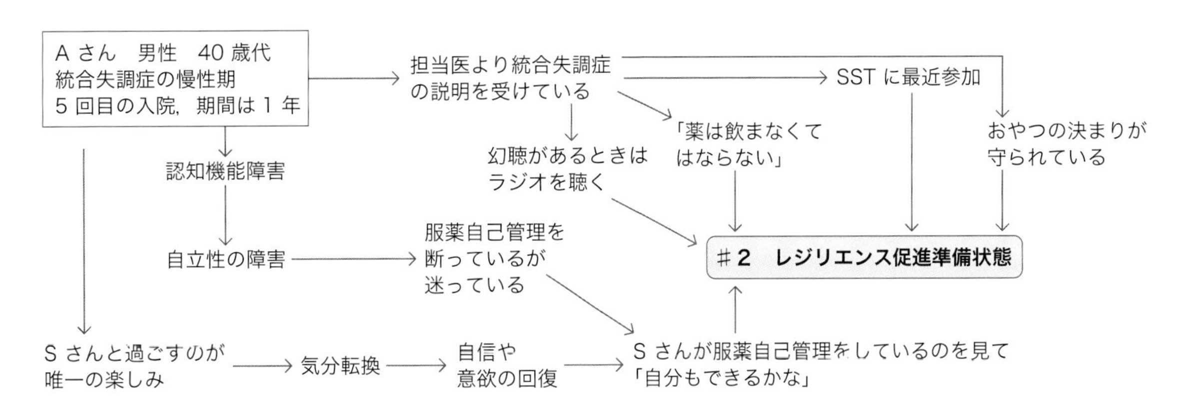

看護介入（＃２　レジリエンス促進準備状態に関して）

月日	看護診断	長期目標	短期目標	具体的な方法
	＃２　レジリエンス促進準備状態	回復への方法が理解でき，より前向きな言動が増える	1．作業療法は週２回のうち，１回は参加できる 2．健康管理行動（服薬自己管理や心理教育セッションなど）への前向きな発言が増える	【OP】 ①幻聴や妄想などの精神症状，ストレスや倦怠感の有無 ②日中の過ごしかた，言動 ③夜間の睡眠状態，不眠時の対処方法 ④ SST，作業療法への参加の有無，参加することの意味をどうとらえているか ⑤身だしなみ，清潔行動の様子 ⑥余暇の過ごしかた，他者との交流の様子 ⑦服薬は自発的か，また服薬時の様子，服薬の意味を理解しているか，副作用の有無 ⑧いまの状態をどのようにとらえているか，また今後の目標などに関する言動 ⑨服薬自己管理など健康管理をどのようにとらえているか 【TP】 ①日中の過ごしかた，睡眠，SST や作業療法への参加，ストレスの対処法，身だしなみや清潔行動，余暇の過ごしかた，服薬についての考えかたなどを定期的に話し合う ② SST 参加，おやつの決まりごとなど，いまできていることをフィードバックする ③今の生活を少しでも変えたいと思う気持ちを尊重してかかわる ④あせらず，A さんのペースに合わせて話し合う ⑤小さなことでも，回復へ向けて A さんができそうなこと，続けられそうなことを一緒に決めていく ⑥服薬自己管理などの健康管理に前向きに取り組む言動があるときは，ほめるなどして肯定する ⑦心理教育のセッションの様子を見て勧める 【EP】 ①回復するためには変えなくてはならない行動や考えがあることを説明する

Aさんの統合関連図

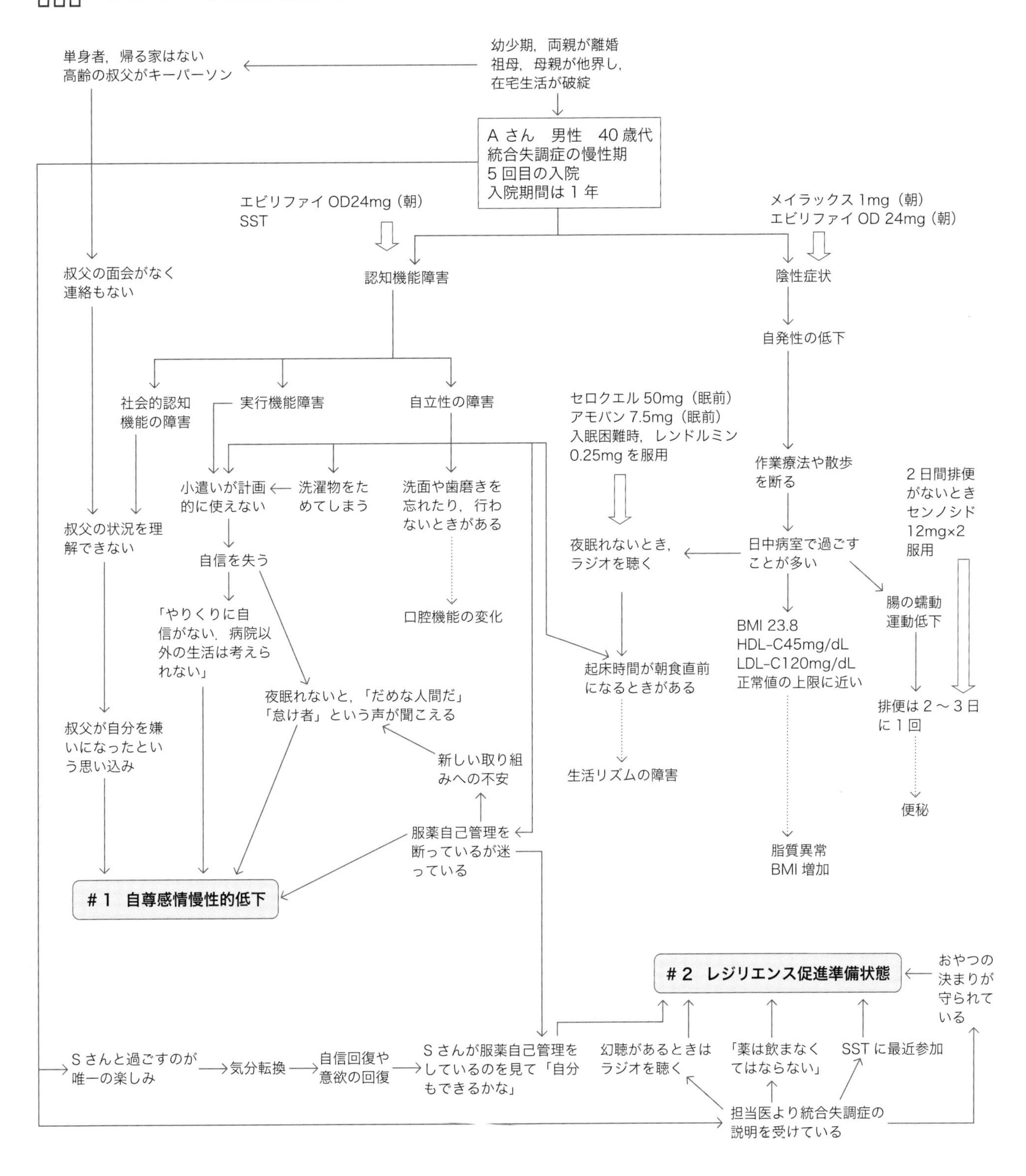

幼少期，両親が離婚
祖母，母親が他界し，
在宅生活が破綻
単身者，帰る家はない
高齢の叔父がキーパーソン
A さん　男性　40 歳代
統合失調症の慢性期
5 回目の入院
入院期間は 1 年
エビリファイ OD24mg（朝）
SST
メイラックス 1mg（朝）
エビリファイ OD 24mg（朝）
叔父の面会がなく
連絡もない
認知機能障害
陰性症状
自発性の低下
社会的認知
機能の障害
実行機能障害
自立性の障害
セロクエル 50mg（眠前）
アモバン 7.5mg（眠前）
入眠困難時，レンドルミン
0.25mg を服用
作業療法や散歩
を断る
2 日間排便
がないとき
センノシド
12mg×2
服用
小遣いが計画
的に使えない
洗濯物をた
めてしまう
洗面や歯磨きを
忘れたり，行わ
ないときがある
叔父の状況を理
解できない
自信を失う
夜眠れないとき，
ラジオを聴く
日中病室で過ごす
ことが多い
腸の蠕動
運動低下
「やりくりに自
信がない．病院以
外の生活は考えら
れない」
口腔機能の変化
BMI 23.8
HDL-C45mg/dL
LDL-C120mg/dL
正常値の上限に近い
起床時間が朝食直前
になるときがある
排便は 2 ～ 3 日
に 1 回
夜眠れないと，「だめな人間だ」
「怠け者」という声が聞こえる
叔父が自分を嫌
いになったとい
う思い込み
新しい取り組
みへの不安
生活リズムの障害
便秘
服薬自己管理を
断っているが迷
っている
脂質異常
BMI 増加
＃１　自尊感情慢性的低下
＃２　レジリエンス促進準備状態
おやつの
決まりが
守られて
いる
S さんと過ごすのが
唯一の楽しみ
気分転換
自信回復や
意欲の回復
S さんが服薬自己管理を
しているのを見て「自分
もできるかな」
幻聴があるときは
ラジオを聴く
「薬は飲まなく
てはならない」
SST に最近参加
担当医より統合失調症の
説明を受けている

本事例のポイント

慢性期の統合失調症は，おもに陰性症状，認知機能の障害の 2 つの症状があり，回復や社会復帰への妨げとなりやすい．また，これらの症状は，生活をするうえでの障害の原因となりやすい．患者ができないことに対して注目しがちだが，「その人らしさ」ととらえてもよい部分もあると思われる．回復へ向けての働きかけを急ぎすぎると，ストレスとなることもある．患者のペースに合わせて，一緒に回復への手立てを考えることは，回復力（レジリエンス）や生きる力を高めることになる．高木は「自己尊重が低くなっている患者さんは，自己効力感の低下につながり，新しいことや新しい状況に逡巡したり，消極的になったり，過剰に依存的になったりします」[14] と述べている．任は「自己効力感を強化することは，個人のレジリエンスを改善し，困難なイベント後の回復を促進するのに役立ちうる」[15] と述べている．そこで，自己効力感や自尊感情が慢性的に低下している A さんのもともともっている力，回復しようとする力などの強みに視点を当て，退院に向けて自己決定できるようにかかわることが大切である．

〈文　献〉

1）加藤正明・他監修：精神科ポケット辞典．新訂版，弘文堂，2007，p324．
2）大川一郎・他編著：基礎から学べる医療現場で役立つ心理学．ミネルヴァ書房，2020，pp68-69．
3）土屋　徹：心理教育・家族教室は「一緒に」が基本．精神科看護，40(12)：5，2013．
4）川野雅資編著：精神症状のアセスメントとケアプラン．メジカルフレンド，2012，p18．
5）横田正夫編：心理学からみた統合失調症．朝倉書店，2020，p56．
6）國方弘子，中嶋和夫：統合失調患者の社会生活技能と自尊感情の因果関係．日本看護研究会雑誌，29(1)：67～71，2006．
7）遠藤辰雄・他：セルフエスティームの心理学．ナカニシヤ出版，1994，p18．
8）バーバラ・レズニック 監修・編集，任　和子監訳：高齢者リハビリテーションに焦点をあてた自己効力感とレジリエンスを高める看護の実践．Gakken，2020，p3．
9）前掲 8）p77．
10）前掲 8）p4．
11）野川道子編著：看護に活かす中範囲理論．メジカルフレンド，2016，p347．
12）前掲 11），p37．
13）前掲 9），p338．
14）中木高夫：NANDA-Ⅰ 2009-2011 準拠　看護診断を読み解く．Gakken，2009，p111．
15）前掲 8）p4．
16）國方弘子：統合失調症者の Self-esteem に関する研究の動向－self-esteem の先行要因と帰結を中心に－．日本精神保健看護学会誌，18(1)：80～86，2009．
17）こころのりんしょう à·la·carte．29(2)，2010．
18）坂野雄二・前田基成：セルフ・エフェカシーの臨床心理．北大路書房，2011．
19）T. ヘザー・ハードマン，上鶴重美・他編：NANDA-Ⅰ看護診断　定義と分類 2021-2023．原書第 12 版，医学書院，2021．
20）坂田三允　総編集：精神科薬物療法と看護．中山書店，2006．

COLUMN

統合失調症における認知機能障害の特徴

注意機能	注意とは，ある刺激に焦点を当て，その刺激が処理されるまで集中し，次にそれを記憶に送るまでの機能である．この機能が障害されると注意が向く範囲が狭まり，集中力が低下する
実行機能	目標設定，計画立案，目標に向かって計画を実行する，効果的に行動する，といった問題解決や，対処に必要な機能である．この機能が障害されると，計画的に行動すること，あいまいな状況や突発的な出来事への対処ができなくなる．また，同時に複数のことを処理するのがむずかしくなる
記憶機能	情報をさまざまな方法で学習し，記憶する機能である．この機能が障害されると，記憶できる範囲が狭くなる．また新たな情報が加わることで，通常なら覚えられる事柄を記憶しにくくなるなど，“記憶の容量”が低下する
社会的認知機能	他者との交流の根底にある精神機能で，他者の意図や性向を受けとめる機能である．これは相手の意図や考えを推し量る，いわゆる「心の理論」であり，これによって相手の表情や身振りなどの非言語的メッセージを手がかりに自分のおかれている社会的状況を把握できる．この機能が障害されると，物事をすべて自分中心にとらえ，他人の考えが理解できなくなる
自立性の障害	自立性は，生活のリズムや生活全般の安定性，および持続性に欠かせない機能である．これが障害されると，日常生活面では，身だしなみ，清潔保持，食行動，金銭管理，社会資源の利用なども苦手となる

（坂田三允監修：精神疾患・高齢者の精神障害の理解と看護．中央法規，2012，p83．より）

変化ステージモデル

行動変容が課題となっている患者の看護を行うとき，患者の変化ステージを知ることで患者に適した介入方法を導きだすことができ，また目に見える行動変容がなくても，行動変容を考えはじめている患者の変化をとらえやすく，患者理解に役立てることができるTrans theoretical model（TTM）がある．別名を変化ステージモデルとも呼ばれている．変化ステージを表のように分け定義する．

変化ステージ	定　　　義
前熟考期	6カ月以内に行動を変えようとは考えていない
熟考期	6カ月以内に行動を変えようと考えている
準備期	1カ月以内に行動を変えようと考えて，その方向でいくつかの行動段階を経ている
実行期	行動を変えて6カ月未満である
維持期	行動を変えて6カ月以上である
完了期	健康的な行動をとる自己効力感が高く，行動の変化が達成され，習慣化した状態

（野川道子編著：看護に活かす中範囲理論．メジカルフレンド，2016，p336．より）

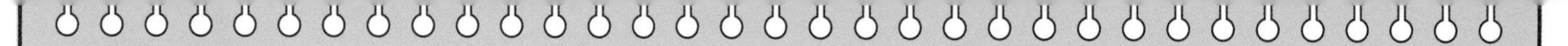

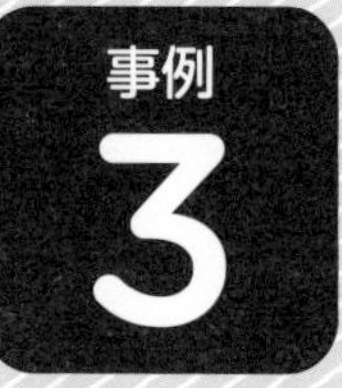

統合失調症をもつ人の看護過程③（回復期～退院に向けた場面）

Aさんの紹介

Aさんは45歳の男性．40歳のときに5回目の入院をしたまま5年が経過した．入院形態は任意入院である．45歳になり病状は落ち着き，日中は作業療法のほか，心理教育にも参加している．SSTでほかの参加者が今後の目標について「退院したい．そうすれば好きなときにテレビを観たり，本を読んだりできるから」と言うのを聞いた．テレビはホールにしかなく，Aさんは「退院して好きなテレビを観たい」と担当看護師に話した．

退院に向けて主治医や担当看護師も含めて話し合い，薬や小遣い金の自己管理の幅を拡大していく予定である．「今は1日分を自己管理している薬を，1週間分の管理にしたら飲み忘れないか心配です．今後は2週間で1万円の金銭管理をして，入院中の日用品や靴や服，理髪代のやりくりができなかったときに相談できるか心配です」と担当看護師に話した．ときどき病棟プログラムの参加に遅れることがある．生活リズムを改善するため週2回，園芸の作業療法に参加している．退院しても帰る家はすでになく，心配なことをすぐ相談できないこともあり，退院後はグループホームか単身でアパート生活をすることに向けた援助がはじまった．

Aさんに関する情報

■Aさんの身体に関する情報

・主治医の病名説明：「統合失調症であり，薬をきちんと飲まないと再発しやすい病気です」
・本人発言：「薬を飲みたくないと思っていたし，飲み忘れることがあった．もう入院したくないのできちんと薬を飲みたい」
・処方内容
　リスパダール®（リスペリドン）3 mg（朝1回・夕1回）
　サイレース®（フルニトラゼパム）2 mg（就寝前）
　ハルシオン®（トリアゾラム）0.125 mg（不眠時）
　センノサイド®（センノシドA・Bカルシウム塩）12 mg（便秘時）

<看護学生の受け持ち2日目の状況>

・身長165 cm，体重63 kg
・体温36.7℃，脈拍86回/分，呼吸18回/分，血圧116/84 mmHg
・排尿5～7回/1日
・便秘1日目　普段は2日に1回排便あり

■Aさんの生活に関する情報

・食事：常食1,700 kcal，ときどき野菜を残す．
・服薬管理：1日分自己管理中．飲み忘れが週に1回程度あり，看護師に声をかけられ服用する．
・入浴：週3回の入浴日のうち2回は入浴する．
・洗濯：週2回自分で洗濯を行う．
・睡眠：月に2～3回は入眠困難で睡眠が5時間程度になる．そのほかは22時から6時まで入眠する．
・金銭管理：週に3,000円自己管理中．今後は週に5,000円から2週間に1万円と段階的に自己管理する枠を拡大していく予定．

<病棟のスケジュール，活動状況>

月・金曜日の午前中　園芸の作業療法に参加．今後，就労継続支援B型の施設に通う予定．
火曜日　SSTに参加．
木曜日　心理教育プログラムに参加．
外出：病棟のプログラムは優先的に参加し，毎日外出する．気分転換にお菓子を食べる．
外泊：自宅がないため外泊はできない．

Aさんのアセスメントから結論まで

アセスメント項目とAさんの情報	Aさんのアセスメント
1．健康知覚―健康管理	
1）健康知覚 ・入院形態：任意入院．入院5回目． ・保険：生活保護 ・現病歴：統合失調症にて再入院後，5年以上経ち病状は落ち着いている． ・主治医からの説明：「統合失調症であり，薬をきちんと飲まないと再発しやすい病気です」 ・病気の受け止めかた：（本人発言）「薬をやめて再入院したことがある．薬を飲みたくなかったし，飲み忘れもあった．もう入院したくないので，きちんと薬を飲みたい」「退院して好きなテレビを観たり，働きたい．自分の意思で生きたいし，自分の時間を自由に使いたい」「統合失調症と言われたが，自分ではピンとこない．何度も入院したので病気だったのかもしれない」 ・今後の方向性（退院先）：現在は退院しても帰る家がない．今後，本人の希望とPSW，作業所の職員，福祉事務所の担当者と連携を取りつつ，アパートかグループホームに決めていく予定．	・病名の告知は受けている．「再発しやすい病気」と説明を受けた．退院して好きなテレビを観たり，働きたいために再発したくないと思っている．再発予防のため「きちんと薬を飲みたい」と言い，服薬の必要性はわかっている．自分が統合失調症であることを受け入れているかはわからないが，病気かもしれないという感覚の「病感」はある． ・入院後5年経過し，現状に甘んじて入院しているのではなく，今は退院し，自分の人生を自分の意思で生き，自分の好きに時間を使うことや，働くことを希望している．これは健康の自覚が芽生え，リカバリー（失われた人生の回復）しつつある状態である． ・家族の支援はなく，退院するための環境が整っていない．退院し単身生活かグループホームで生活するためには，本人の退院したいという意思と，日常生活を管理していくある程度の力が必要である．また，周囲のサポートを得つつ自分の力で生活を維持していかなければならない． **ワンポイント　アドバイス** **ストレス脆弱性モデルで，統合失調症の再発予防のために①服薬の継続，②相談する[1]（低ストレス環境とサポート），③対処技能を高めることが必要である．** **薬を飲まない場合1年後の再発率が41％程度だが[2]，心理教育プログラムの参加を通して，医師や看護師などが疾患の知識や日常生活面の工夫の仕かたなどを伝え話し合うことで，1年後の再発率は20％程度に下がる[3]．**
2）健康管理行動 ・薬1日分を自己管理中．週に1回程度は看護師に声をかけられてから服薬していたことがあったが，今は服薬できている．「薬を飲み忘れたとき，相談できるかな」と話す． ・木曜日に心理教育プログラムに参加している．月・金曜日に園芸作業療法にも参加している． ・定時処方内容 リスパダール3mg（朝×1・夕×1） サイレース2mg（就寝前） ハルシオン0.125mg（不眠時）	・薬は1日分を自己管理中，ときどき飲み忘れがあるがほぼ自己管理できている．飲み忘れたときの対処として，相談することの必要性には気づいている． ・心理教育で再発予防のために必要なことを学習したためか，服薬や相談，疾患管理について意欲を示している．これをさらに日々の生活に取り入れ，強化していくことが必要であり，可能な状態である． ・リスパダールは非定型抗精神病薬であり，自発性の低下などの陰性症状に作用し，血糖値上昇のリスクは低い．サイレース，ハルシオンともベンゾジアゼピン系の催眠効果をもち，サイレースは中期作用型，ハルシオンは超短期作用型で入眠困難な状況に作用し，サイレースは早朝覚醒の予防を図っている． ・集団精神療法のひとつとして，木曜日に心理教育プログラムに参加し，再発予防のために障害との付き合いかたを学んでいる． ・作業療法として，月・金曜日の午前中，園芸に参加していることで，起床・食事・服薬・活動ができるように生活リズムを整えている．

2. 栄養―代謝

1）栄養状態 ・身長 165 cm，体重 63 kg ・食事は常食 1,700 kcal．食習慣は1日3回規則的．「お菓子は太らないようにカロリーの少ない物を選んでいます」 ・1日の水分量は，お茶3回，汁物2回，服薬時の水を3回飲む．1回の水分量は 150 mL 程度，ほかにペットボトル1本程度（500 mL）飲水する． ・飲酒・喫煙はしない．アレルギーなし．	・BMI は 21.9 であり，標準体重である．食事は常食 1,700 kcal で，間食を 300 kcal として加えても，1日の栄養摂取量は 2,000 kcal 程度に抑えられている．体重や検査データが問題ないことから，無理のない範囲で摂取エネルギー量を控える努力ができている． 今後，就労継続支援の作業に週2回定期的に行くようになれば，日中の活動量も増えるため摂取エネルギー量の消費のバランスがとれてくる可能性がある． ・飲水量は1日に（3+2+3）回×150＝1,200 mL，ほかに食物中の水分 1,000 mL，代謝水 300 mL を合計すると，2,500 mL になり，1日の水分摂取量としては適当である．
2）検査値 ・栄養状態：Hb 15 g/dL, TP 7.8 g/dL, Alb 4.9 g/dL ・肝機能：AST 15 IU/L，ALT 10 IU/L ・糖代謝機能：BS 90 mg/dL, HbA1c 5.3% ・脂質：LDL-C 140 mg/dL，HDL-C 50 mg/dL，TG 130 mg/dL ・炎症反応：CRP 0.1 mg/dL	・BS 値，HbA1c 値は正常値であり，糖代謝は問題ない． 以前は太り気味だったが LDL-C は高めであるものの正常範囲である．トリグリセリドも正常範囲内である．HDL-C はやや低めであり，低値は動脈硬化を促進する．脂質のデータがこれ以上高くならないように食生活に注意する必要がある． AST 15 IU/l, ALT 10 IU/l で正常値であり, TP 7.8 g/dL や Alb 4.9 g/dL も低くないので，肝機能や栄養状態に問題はない．CRP 値も正常で感染徴候もないため，問題はない．
3）皮膚機能 ・発赤などなし	・皮膚機能も特に問題なし．

3. 排泄

1）排便 ・緩下剤を自己管理しており，便秘2日目にはセンノサイド 12 mg を服用し，便秘3日目には排便がある．散歩をこころがけ，水分摂取も行っている．	・便秘時に緩下剤を使用しているが，便秘3日目には排便があり，腹痛や排便困難の訴えもないため，排便のコントロールは行えている．
2）排尿 ・排尿回数は 5～7 回/日 ・BUN 12 mg/dL，Cr 1.1 mg/dL	・BUN 12 mg/dL であり，糸球体の排泄機能に障害はない．Cr 1.1 mg/dL であり，腎機能は問題ない．

4. 活動─運動

1）活動─運動 ・毎日外出し，週2回の作業療法やほかのプログラムにも参加している．「少しでも若いほうが，仕事が見つかる可能性があると思う」という発言あり． ・日中，入眠はしていない． ・週2日は起床困難がある． ・火曜日：SSTに参加． ・木曜日：心理教育プログラムに参加．	・日中は外出したり作業療法やSST，心理教育プログラムに参加しており，活動が不足しているわけではない．ときどき起床困難がある．朝起きて，日中活動し，夜間は眠るという生活リズムの確立が大切で，自力で起きて遅刻せずプログラムに参加できている． **ワンポイント アドバイス** **朝起きて1日3回食事をとり，日中は活動して人と適度にかかわることでメラトニン，セロトニンの分泌が整い夜間の睡眠がとれて生活リズムが確立される．朝食は疎かになりがちだが3食食べることで，食後の服薬も忘れない環境ができて再発予防に役立つ．「バランスのよい朝食」は脳機能を高め[4]，生活リズムの確立により，生体リズムが整う．**
2）日常生活活動 ・週2回ほどは起床が困難で身支度が整わず，朝食時に看護師に声をかけられる．病棟プログラムに参加している． ・病棟では週3回の入浴日があり2回は入浴している．洗濯は入浴後に声をかけられ，週2回行っている． ・金銭管理は週に3,000円自己管理中であり，今後週に5,000円から2週間に1万円にして自己管理する予定．「お小遣いのやりくりができるかな．心配です」と話す． ・生活保護に障害年金2級の加算と，精神障害者保健福祉手帳あり．	・入浴は週2回行っている．洗濯は入浴日に声をかけられて行い，清潔のセルフケアは一応できている． **ワンポイント アドバイス** **清潔セルフケアは人に迷惑や不快感を与えない程度にできていれば，許容範囲とする考えかたもある．** **洗濯を自発的に行えていないのは生活習慣がなかったことと，長期入院による意欲の低下や感情の鈍磨が関係している．** ・金銭管理は，週に3,000円自己管理しているが，今後，生活費としてのお金のやりくりができるか心配している．お菓子や飲み物以外の日用品などの生活費を自分でやりくりすることに慣れていないが，方法がわかればできていくと思われる． ・今後，生活していくための収入として，生活保護費と障害年金2級の加算がある．

5. 睡眠─休息

1）睡眠 ・睡眠は22時～6時ごろまでである．気になることや嫌なことがあり，寝つきが悪く睡眠時間が5時間くらいになることが月に2～3回ある．週2回ほどは朝食時に起こされ，プログラムに参加している．外出は毎日している． 2）休息 ・ビートルズのファンで，音楽を聴いているときは，のんびりした表情である． ・気分転換は友だちと外出しお菓子を食べることである．	・夜間8時間睡眠のことが多いが，ときどき入眠困難や起床困難がある．自力で起床できないため朝食に間に合わないこともあるが，プログラムには参加している．睡眠は，ひと晩寝不足でも翌日しっかり寝られればよいという考えかたもある．一方で，これ以上の早朝覚醒や不眠が続かないようにしていく必要はある． また，気になることが増えれば不眠になる危険性がある．今後，不眠から起床困難，遅刻ということが増えれば，就労継続支援B型の施設への参加などがスムーズに行かなくなる．睡眠と食事をとりプログラムに参加するという生活のリズムは一応できているが，さらに強化していく必要がある． ・好きな音楽を聴いているときは，不安はない様子．友だちと外出し，おしゃべりすることもストレス解消に有効である．ときには日常から離れて趣味や外出などは気分転換になる．

6. 認知―知覚

1）感覚・知覚
・音楽を聴いたり会話したりできる．家で好きなテレビを観たい希望あり．

・視力や聴力の問題はない．

2）認知
・病棟では週３回の入浴が可能だが，２回のみ入浴している．洗濯は，看護師に声をかけられ週２回行っている．
・観たいテレビ番組があっても言えないから，好きなテレビを観るのをあきらめていた．
・「『何やっているんだ，しっかりしろ』という声はときどき聞こえるけれど，作業に集中しているときや，音楽を聴いているときには聞こえない．自分を誰かと比べて，落ち込んだりする必要はないと考えている」

・入退院の繰り返しにより，毎日入浴し着替えるという感覚がない．「着替えないと人に不快感を与えるかもしれない」という意識はなく，意欲の低下があるのか，清潔に対する身の回りのことが十分にはできない．しかし，不潔臭はしない．人からどう見られるかは気にしない様子．人に不快感を与えないために清潔にしたいと思ったり，気持ちよさを楽しめたりすると清潔に対する意欲が向上していくことが考えられる．

・自分を非難する声は，集中しているときには聞こえないことに気づいている．幻聴が聞こえても気にする必要はないと考え，幻聴によって生活が左右されるようなことはなくなってきている．

ワンポイント　アドバイス

統合失調症の認知機能の障害で，情報を適切に処理できず思考内容や判断力に問題がおこる場合がある．清潔に対するとらえかたや日常生活が障害されてくる．臺[5]は「自分と自分を取り巻く状況にゆがみや欠落がある」と言い，そのために正しい動機づけができない状況がおこる．

7. 自己知覚―自己概念

1）自己知覚
・「退院したい．45歳になったので少しでも若いうちのほうが，仕事が見つかると思う」「薬を飲み忘れないか心配です．飲み忘れたら，どうしたらよいのかな．入院中の日用品代や靴や服，理髪代など今後のお小遣いのやりくりができるかな．２週間に１万円ずつ自己管理して，困ったときに相談できるか心配です」と担当看護師に話した．

・45歳はエリクソンの発達論では成人期（後期）であり，発達課題，心理社会的危機は「世代性『対』停滞性の危機」である．この時期は，次の世代を確立させ導くことへの関心をさしている．子どもを生み育てる以外に創造的な仕事を生みアイデアを生み育むことも含まれるため，現在は発達課題は達成できていないか，就労予定もあり，今後課題達成も考えられる．
・現実認識として，自分が若くないことや世間で仕事が見つかりづらい年齢だということも承知している．今後の生活については，服薬の管理やお金の管理ができるか，困ったときに相談できるかを心配しすぎていて自信がないとも思われる．自分の能力に対して，やや否定的な自己概念がある．
・今後，仕事をするという目標があり，そのために自分で生活を管理して作業所（就労継続支援Ｂ型）に通所することを予定している．現実の目標と前向きに向きあっている．

2）自己に対する感覚
・「観たいテレビがあることを言えないから，テレビを見るのを諦めていた．退院して好きなテレビを観たり，働いたりしたい」と担当看護師に話した．

・「観たいテレビがあることを言えない」という発言から，必要なことが言えていない状態で，自己肯定感・自尊感情が低い状況であると考えられる．自分の性格や能力・存在について，これでよい（I am OK）とは思っていないため，相手と対等に自己主張できないのではないかと思われる．
これは，乳児期に両親との適切なかかわりができなかったため「自分の存在すべてを受け入れてもらった．愛されて育った」という感覚が低く，基本的信頼の獲得ができていないためと考えられる．したがって，介入が必要である．
比較的長い期間，否定的な自己概念がある．ボディイメージには問題ない．身近な信頼できる人である担当看護師や友だちには話ができている．

8. 役割−関係

<table>
<tr><td>1）家族の役割と責任
・45歳の男性．家族構成として，両親は離婚し母親に引きとられるも，母親は20歳代後半に他界し兄弟はいない．高齢になった叔父の面会も途絶えているため，実質，身寄りがない．母は病弱で，過干渉と体調が悪いときは放任の態度だった．気の抜けない雰囲気の母だった．</td><td>・40歳代だが単身者であるため家族役割はない．家族から支えられる関係もない．
・母親が過干渉だったのは「父親がいないため，わたしが一人前に育てなければいけない」という過度の責任感があって，高EEの傾向があったと思われる．</td></tr>
<tr><td>2）職業上の役割と責任，社会的役割と責任
・専門学校に進学後，友だちとうまくいかず登校できなくなり，20歳代後半に叔父の店で皿洗いを手伝いながら通院をしていた．就労経験はあり，作業所へ通所する予定がある．「45歳になったので，少しでも若いうちのほうが仕事が見つかる可能性が広がる」と考えている．</td><td>・エリクソンの漸成的発達理論で[6]成人期（後期）の発達課題は「生殖世代性対孤立」である．生殖性（次の世代の世話をする，自分の理念や価値観を伝える）の指導・育成はできていないが，今後就労に伴い達成できる可能性がある．
幼少期に両親が離婚していること，母親が病弱であったことから，両親とのアタッチメントの形成，基本的信頼の獲得は不十分だったと考えられる．
・幼少期から対人関係が苦手である．キーパーソンは叔父であるが，叔父との関係も希薄になってきている．
そのことが，他者との信頼関係づくりや適応に影響を与えている．学生時代，友だちとの親密な関係ができず「アイデンティティの確立」や「親密と連帯」の発達課題も達成していない．しかし，20歳代には仕事をしたり通院できていたことから，幼児期の「自律」や学童期の「勤勉性」については達成されていると考えられる．

ワンポイント　アドバイス
ボウルビーは，アタッチメント（「愛着」と訳すことが多い）を「人間が特定の他者に対して形成する情愛的きずな」であるとし，この理論で重要なのは「発達の初期における養育者へのアタッチメントが後の人格の発達がうまくなされるかどうかということにとって決定的な役割をはたす」[7]という考えかたである．</td></tr>
</table>

9. セクシュアリティ−生殖

1）セクシュアリティ ・45歳独身男性．結婚歴，子どもなし．性機能の訴えなし．	・独身で子どもはいないが，性機能には特に問題なし．

10．コーピング―ストレス耐性	
1）ストレッサー，ストレス反応 ・「観たいテレビ番組があっても言えないから，好きなテレビを見るのをあきらめていた」 ・「今後，２週間で１万円のお小遣いのやりくりができなかったときに相談できるか心配です」と担当看護師に話した． 2）コーピング，レジリエンス ・気分転換にお菓子を食べる．ビートルズのファンで，音楽を聴いているときは，のんびりした表情． ・今後，就労継続支援Ｂ型の施設でお菓子づくりの作業を行う予定．	・担当看護師には服薬などの心配なことは相談できているが，患者同士では意見を言えない．自分の気持ちを言うべき相手に伝えるという問題の対処がうまくできていない．自分で解決できないことがあれば，必要な人に話して問題解決のヒントを得たりしてもよい．退院もよいが，入院中の問題を解決する方法を考えていない． ・今後，就労継続支援Ｂ型の施設でお菓子づくりを行う予定だが，働くことに憧れや焦りがある様子である．すぐに正職員をめざし一般就労をする方法もあるが，作業所で対人関係の改善や自分に無理のない働きかたをして，ステップアップするほうがストレスは少ない．周囲のサポートを得て無理をしない就労方法を選んでいる． ・コーピング，レジリエンスに関することとして，気分転換に好きな音楽を聴いて過ごすことはできている．これは，いやな感情から離れ，不安な気持ちをもち続けない，不安軽減に有効である．お菓子を食べるということも一時的にはよいが，根本的な問題の解決にはならない．

11．価値―信念	
1）価値観・信念・行動 ・ほかの患者の希望に触発され「退院して好きなテレビを観たり，働いたりしたい」と言った． ・「お菓子は，食べるのもつくるのも好き」 ・今後，就労継続支援Ｂ型の施設でお菓子づくりの作業を行う予定．昔の住居地に近い施設．	・退院して自由に生きたいという希望をもちつつ，本当に退院できるのか，生活がやっていけるのか現実的な心配がある． ・調理師をめざしていたころの夢を活かして，就労継続支援施設で好きなお菓子づくりを行う予定である．

看護診断リスト

#1 健康自主管理促進準備状態

>> この診断が導かれた理由

- 「再入院したくないのできちんと薬を飲みたい」と言い，〈健康目標の達成に向け，日常生活の選択強化への願望を示す〉ことと〈危険因子管理強化への願望を示す〉状態である．
- 相談することの必要性や金銭管理の必要性についても気づいており管理していこうとする意欲はあるが，実際にできるのかを心配して〈意思決定強化への願望を示す〉ことをしている．
- １日分の薬を自己管理しているが，週１回程度は看護師に声をかけられて服薬している．再発予防のために服薬すること，服薬を忘れたときは相談するという状況がある．また，「薬をきちんと飲みたい」と〈症状管理強化への願望を示す〉．今後，飲み忘れがなく，確実な服薬ができることが期待される．
- 「『何をやっているんだ，しっかりしろ』という声はときどき聞こえるけれど，作業に集中しているときや音楽を聴いているときには聞こえない．自分を誰かと比べて，落ち込んだりする必要はない」と考えて，日常生活を工夫して〈日常生活への治療計画組み込み強化への願望を示す〉状態である．
・これをさらに日々の生活に取り入れ，強化していくことが必要であり，可能な状態であるため「健康自主管理促進準備状態」である．

>> 診断指標

健康目標の達成に向け，日常生活の選択強化への願望を示す
危険因子管理強化への願望を示す
意思決定強化への願望を示す
症状管理強化への願望を示す
日常生活への治療計画組み込み強化への願望を示す

（関連因子，危険因子はヘルスプロモーション型看護診断にはない．）

#2 レジリエンス促進準備状態

>> この診断が導かれた理由

・レジリエンスとは困難で驚異的な状況にもかかわらず，得られる望ましい結果，過程，能力や「心の回復力」などといわれる[8, 9]．
・長期入院の状態だったが，「退院をして好きなテレビを観たい」と担当看護師に話した結果，グループホームか単身アパート生活に向けた援助がはじまったことは〈利用できる資源（リソース）強化への願望を示す〉ことと〈目標に向け前進強化への願望を示す〉という診断指標に該当する．
・「薬を飲み忘れないか心配です．飲み忘れたらどうしたらよいのかな．今後は入院中の日用品代や靴や服，理髪代などのお小遣いのやりくりができるかな．2 週間に 1 回，1 万円ずつ自己管理して，困ったときに相談できるか心配です」と担当看護師に話したことは〈コンフリクトマネジメント方略の活用強化への願望を示す〉状態であり，葛藤はあるが相談できている．
・服薬管理・金銭管理・相談の 3 つの事柄を心配しているが，服薬管理はほぼできており，〈目標設定強化への願望を示す〉状態である．
・病棟の患者に影響され，「観たいテレビがあることを言えないから，好きなテレビを観るのをあきらめていたけれど，退院して好きなテレビを観たり，働きたい」と担当看護師に話すが，病棟の患者には言えていない．〈対人関係強化への願望を示す〉ことに取り組んでいる段階である．自分の感情を上手に相手に伝えられず，対人関係が不適切な面もあるが，いやなことがあるとお菓子を食べることで気分転換を図れている．SST や心理教育プログラム，作業療法に参加し，〈活動関与強化への願望を示す〉など対人関係能力の向上に取り組んでいる状態で，さらに強化も可能である．

>> 診断指標

目標に向け前進強化への願望を示す
コンフリクトマネジメント方略の活用強化への願望を示す
目標設定強化への願望を示す
対人関係強化への願望を示す

利用できる資源（リソース）強化への願望を示す

活動関与強化への願望を示す

Aさんの関連図（＃１　健康自主管理促進準備状態に関して）

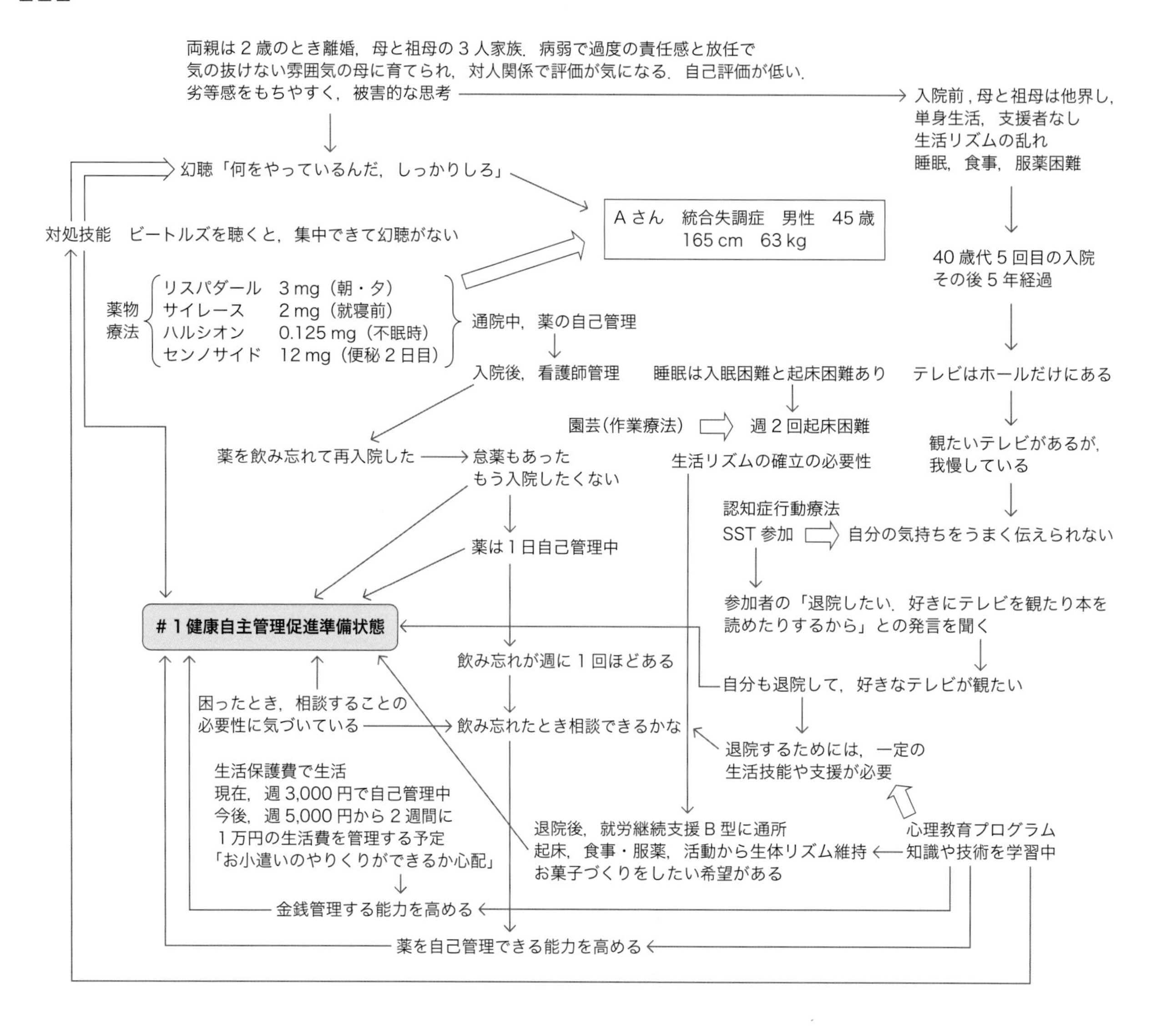

看護介入（＃１　健康自主管理促進準備状態に関して）

月日	看護診断	長期目標	短期目標 （期待される結果）	具体的な方法
	＃１ 健康自主管理促進準備状態	確実に服薬ができ再発予防ができる	1．１日分ずつの服薬管理が確実にできる ①飲み忘れが週１回以下になる ②飲み忘れや飲み間違いを相談できる 2．生活リズムを確立する ①朝食前に自力で起床する ②プログラムに遅れずに参加できる	【OP】 1）服薬状況の確認 ①食後，就寝前の服薬後，空の薬袋を確認する ②１日分の薬を渡すときに，残薬の有無，服薬チェック表を確認する 2）病状の観察 ①睡眠時間，食事量，活動量や会話の変化の有無を確認する 【TP】 1）確実な服薬ができるよう薬セットを行う ①１回分ずつ薬をまとめてホチキスで留める ②薬袋に服用日時（朝・夕・就寝前），名前を書く 2）服薬目的の理解を促す ①心理教育プログラムに毎週木曜日に参加する 3）服薬に伴う困難さを確認する ①服薬に対する思いを週に 2～3 回，30 分くらい聴く 【EP】 1）薬について「いつでも相談してください」と伝える ①飲み忘れや，不安を毎日確認する ②飲み忘れなどや不安なことがあった場合は看護師に話すように伝える 2）服薬管理に必要な物品を自分で購入し，生活環境を整えることを説明する ①薬の箱，マジックを購入してもらう ②目覚まし時計で起床し，朝食前に朝服用する薬を準備するように説明する ③食事，プログラム前に身支度ができるように時間配分できる方法を一緒に考える
		生活費の管理ができる	２週間分１万円での生活費のやりくりができる	【OP】 1）入院中，退院後の生活費を把握する ①入院中の収入と支出の内訳を知る （生活保護の障害者加算あり．生活保護を受けている人は入院中は入院患者日用品費として月に 23,110 円を支給されるが，ほかに障害年金２級で 14,870 円が加算される）[2)]

（つづく）

				【TP】 1）収入の範囲で生活の計画を立てる ①何にいくら使うか，内訳を一緒に考える 1カ月の内訳の例として 携帯電話使用料　3,000円 理髪代（2カ月1回分）　2,000円 衣料，雑貨代　7,000円 外出・映画，おやつなど　2,000円 2）銀行のキャッシュカードと預金通帳を自己管理する練習を行う ①担当看護師と預金口座をつくりに行き，キャッシュカードの使いかたを説明し，必要なとき，銀行で引き出しができるように一緒に確認する 【EP】 ①1週間分に分けるための封筒を用意して，1週間その範囲内でお金を使うことを指導する ②買い物後は残金とレシートを照らし合わせ金銭出納帳をつけること，預金通帳の記帳は現金を引き出したときに行い，残高も確認する必要があることを説明する ③毎週木曜日に担当看護師またはその日の受け持ちの看護師とともに無駄な買い物をしていないか，必要な買い物ができているかを確認する．問題がないときは，看護師はできていることを評価し，声かけをする

Aさんの関連図（＃２　レジリエンス促進準備状態に関して）

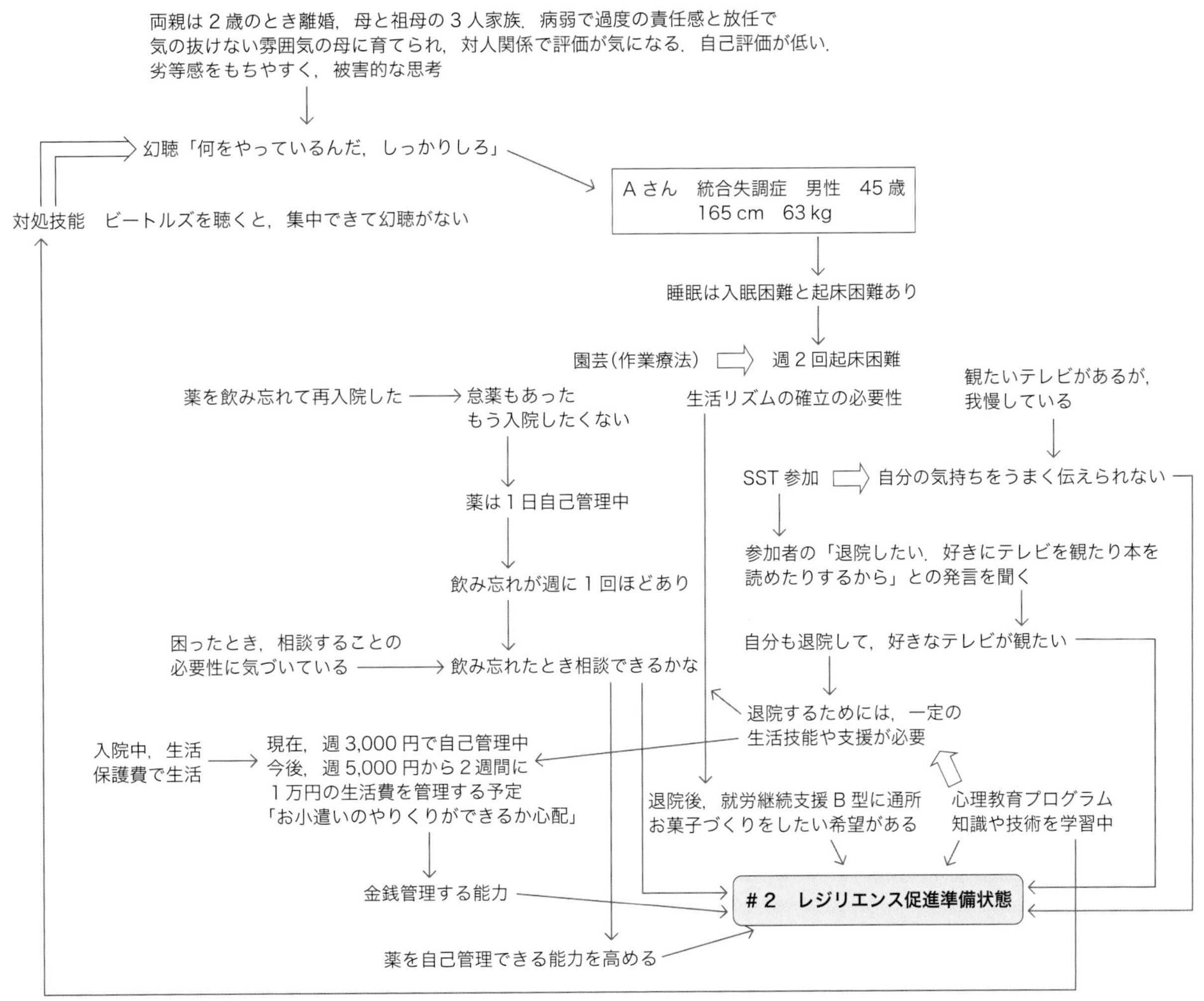

両親は２歳のとき離婚，母と祖母の３人家族．病弱で過度の責任感と放任で
気の抜けない雰囲気の母に育てられ，対人関係で評価が気になる．自己評価が低い．
劣等感をもちやすく，被害的な思考

幻聴「何をやっているんだ，しっかりしろ」

対処技能　ビートルズを聴くと，集中できて幻聴がない

Aさん　統合失調症　男性　45歳
165 cm　63 kg

睡眠は入眠困難と起床困難あり

園芸（作業療法）　週２回起床困難

生活リズムの確立の必要性

観たいテレビがあるが，
我慢している

薬を飲み忘れて再入院した　怠薬もあった
もう入院したくない

薬は１日自己管理中

飲み忘れが週に１回ほどあり

困ったとき，相談することの
必要性に気づいている　飲み忘れたとき相談できるかな

SST参加　自分の気持ちをうまく伝えられない

参加者の「退院したい．好きにテレビを観たり本を
読めたりするから」との発言を聞く

自分も退院して，好きなテレビが観たい

退院するためには，一定の
生活技能や支援が必要

入院中，生活
保護費で生活

現在，週3,000円で自己管理中
今後，週5,000円から２週間に
１万円の生活費を管理する予定
「お小遣いのやりくりができるか心配」

退院後，就労継続支援Ｂ型に通所
お菓子づくりをしたい希望がある

心理教育プログラム
知識や技術を学習中

金銭管理する能力

＃２　レジリエンス促進準備状態

薬を自己管理できる能力を高める

看護介入（＃２　レジリエンス促進準備状態に関して）

月日	看護診断	長期目標	短期目標（期待される結果）	具体的な方法
	＃2 レジリエンス促進準備状態	自分の気持ちを素直に自分の言葉で話せ，相手との関係を発展できる	1. 必要なときに相手に自分の要望が言える 2. 病棟SSTに参加できる．不参加のときは自発的に理由が言える 3. 自己否定的な発言が少なくなる	【OP】 1）病棟内での患者同士の会話への参加や発言の状況の把握 2）医療従事者との会話の状況の把握 3）SST，OTでの会話で自分の考えが言えているかの把握 4）自己評価や人間関係に関する発言内容の把握 【TP】 1）生育過程やこれまでの寂しかったこと，病棟でつらかったことなどを担当看護師や看護学生に話してもらう．これにより自分の過去を振り返り，受け入れ，肯定的な価値観を再構築できたか内容を確認する 2）できていることを認めて，自尊心を高めるようかかわる 3）心地よい時間をもつことをでよりよい人生を生きることにつながることを説明し，どのようなときが楽しいかを一緒に考える 【EP】 1）自分の人生を自分らしく生きていくためには，対人関係に考慮しつつ自分の要望を伝える必要があるので，状況に応じて自分の気持ちを伝えることは大切だと説明する 2）SSTに参加し，対人関係を練習する 3）アサーティブな言いかたの説明をする 例　自分の困っていることや要望を伝えるときには，相手を非難せず自分を主語にし「わたしはこう感じている」「わたしはこうしてほしい」と言う

Aさんの統合関連図

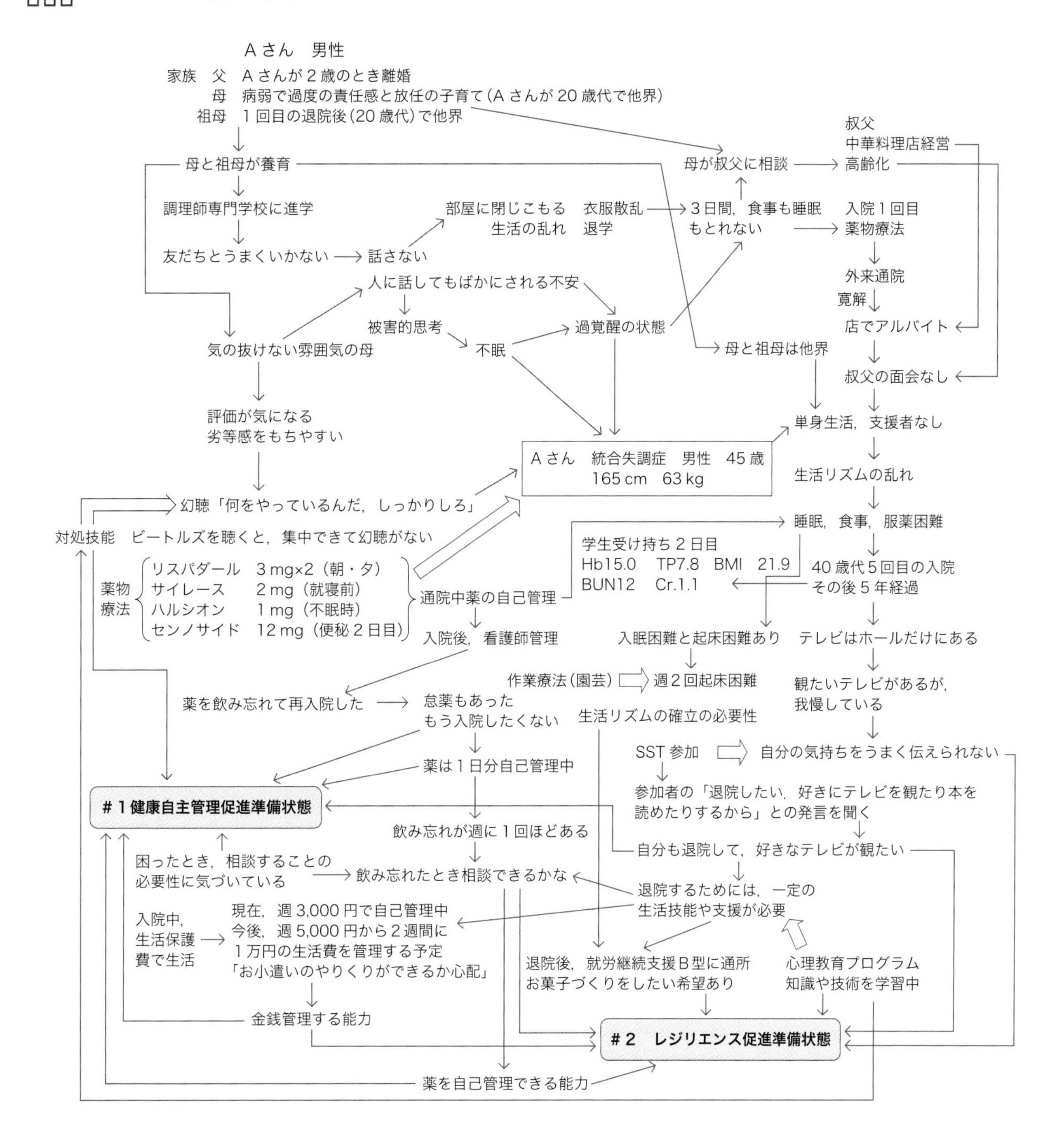
Aさん　男性
家族　父　Aさんが２歳のとき離婚
母　病弱で過度の責任感と放任の子育て（Aさんが20歳代で他界）
祖母　１回目の退院後（20歳代）で他界
母と祖母が養育
調理師専門学校に進学
友だちとうまくいかない
話さない
部屋に閉じこもる　衣服散乱
生活の乱れ　退学
人に話してもばかにされる不安
被害的思考
不眠
過覚醒の状態
気の抜けない雰囲気の母
評価が気になる
劣等感をもちやすい
母が叔父に相談
叔父
中華料理店経営
高齢化
３日間，食事も睡眠
もとれない
入院１回目
薬物療法
外来通院
寛解
店でアルバイト
母と祖母は他界
叔父の面会なし
単身生活，支援者なし
Aさん　統合失調症　男性　45歳
165 cm　63 kg
生活リズムの乱れ
幻聴「何をやっているんだ，しっかりしろ」
対処技能　ビートルズを聴くと，集中できて幻聴がない
睡眠，食事，服薬困難
学生受け持ち２日目
Hb15.0　TP7.8　BMI　21.9
BUN12　Cr.1.1
40歳代５回目の入院
その後５年経過
薬物療法
リスパダール　3 mg×2（朝・夕）
サイレース　2 mg（就寝前）
ハルシオン　1 mg（不眠時）
センノサイド　12 mg（便秘２日目）
通院中薬の自己管理
入院後，看護師管理
入眠困難と起床困難あり
テレビはホールだけにある
作業療法（園芸）
週２回起床困難
観たいテレビがあるが，
我慢している
薬を飲み忘れて再入院した
怠薬もあった
もう入院したくない
生活リズムの確立の必要性
SST参加
自分の気持ちをうまく伝えられない
薬は１日分自己管理中
参加者の「退院したい．好きにテレビを観たり本を
読めたりするから」との発言を聞く
＃１健康自主管理促進準備状態
飲み忘れが週に１回ほどある
自分も退院して，好きなテレビが観たい
困ったとき，相談することの
必要性に気づいている
飲み忘れたとき相談できるかな
退院するためには，一定の
生活技能や支援が必要
入院中，
生活保護
費で生活
現在，週3,000円で自己管理中
今後，週5,000円から２週間に
１万円の生活費を管理する予定
「お小遣いのやりくりができるか心配」
退院後，就労継続支援Ｂ型に通所
お菓子づくりをしたい希望あり
心理教育プログラム
知識や技術を学習中
金銭管理する能力
＃２　レジリエンス促進準備状態
薬を自己管理できる能力

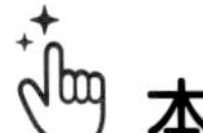

本事例のポイント

①退院するためには，患者本人の「退院したいという気持ち」と「退院するために必要な課題に取り組んでいくためのモチベーションがある」ことが必要である．

②退院するために必要な課題として何があるか，生活技能をアセスメントする．「生活障害の桶」（84頁）の例のように，低い技能の部分を高めていく必要がある．本人が努力して改善できればよいが，できないことはほかからの支援を受けたり，社会資源を利用していく．低い技能の部分が生活障害であり，看護の対象となる．

〈文　献〉

1）都立中部総合精神保健福祉センター：心理教育プログラム講義資料．1998～2003．
2）Hogarty, G.E. et al. : Family Psychoeducation, Social Skills Training, and Maintenance Chemotherapy in the Aftercare Treatment of Schizophrenia, II : Two-Year Effects of a Controlled Study on Relapse and Adjustment. Arch Gen Psychiatry, 48(4) : 340-347, 1991.
3）伊藤順一郎：統合失調症を知る心理教育家族版　改訂新版　じょうずな対処・今日から明日へ～病気・薬・くらし～．地域精神保健福祉機構・コンボ，2010．
4）香川靖雄編：時間栄養学―時計遺伝子と食事のリズム―．女子栄養大学，2009．
5）臺　弘：生活療法の復権．精神医学，26：803-814，1984．
6）村井潤一編：別冊発達「発達の理論をきずく」．ミネルヴァ書房，1986．
7）エリクソン E.H.，エリクソン J.M. 著，村瀬孝雄・他訳：ライフサイクル，その完結．みすず書房，2001．
8）Masten, A. S. et al. : Resilience and development : Contributions from the study of children who overcome adversity. Development and Psychopathology, 2(4) : 425-444, 1990.
9）Wolin, S. J., Wolin, S 著／奥野　光・小森康永 訳：サバイバーと心の回復力-逆境を乗り越えるための七つのリジリアンス．金剛出版，2011．
10）宇佐見しおり，岡谷恵子編：長期入院患者および予備群への退院支援と精神看護．医歯薬出版，2008．
11）野中　猛：精神障害リハビリテーション．中央法規，2007．
12）伊勢田　堯・他編：生活臨床の基本 統合失調症患者の希望にこたえる支援．日本評論社，2012．
13）T. ヘザー・ハードマン，上鶴重美・他：NANDA-Ｉ看護診断定義と分類 2021～2023．原書第12版，医学書院，2021．

COLUMN

統合失調症の生活の障害，生きることの困難さ

国際生活機能分類（ICF）[1]では，健康状態／障害を「心身機能・構造」「活動」「参加」の３つの次元から考えている．精神に障害がある人は「疾患と障害の共存」[2]があり，症状によって日常生活に困難・不自由・不利益が生じると考えられている．統合失調症の障害をICFで分類すると理解しやすいと思われる．

（1）「**『心身機能・構造』：心身の働き**」としては，「思考障害，知覚・注意・衝動や気分・意思などの障害」や「認知機能の障害」[3]だといわれる．

（2）「**『活動』：生活行為**」として「生活の障害」がある．臺[4]は，精神の障害を「疾患そのものによる機能障害，それに基づく生活能力の低下と失敗や経験不足による影響が加わった生活障害」とし，生活障害を次の５つにまとめた．

①日常生活の仕かたのまずさがある（例：衣食住に関するごく日常的な生活の技術が下手で，炊事・洗濯・掃除がうまくできない．起床や金銭管理が困難，入浴もできないことがある）

②人付き合いが下手．無口・不愛想で他者への配慮や共感が不足し，周囲の人から反感を買うことがある．尊大と卑下が絡んだ非現実的な自己評価をもっていて安定した対人関係の維持が困難

③就労能力に乏しく，生真面目さと要領の悪さが共存し飲み込みが悪く，習得が遅く，手順への無関心，能率，技術の低さが協力を必要とする仕事に困難をもたらす

④生活経過のうえでは安定性に欠け，持続性に乏しい

⑤すべてにわたって現実離れした空想にふけることが多く，生き甲斐の喪失，動機づけの乏しさが大きな問題になる[5]

と整理[6]している．

（3）「**『参加』：家庭・社会への関与・役割**」としては，社会参加の制約があり，就職や労働条件の制約，居住条件の制約，社会的偏見がある．

統合失調症により生きることの困難さを生じるが，できることや活動は一人ひとりの個性がある．

総合失調症の生活障害と地域生活を送るうえで必要な技能

退院後，日常生活を維持するには複数の生活技能が必要である．Ａさんの生活技能をふまえて，何に支援が必要か考えてみたい．

①**相談する力**　要望や困ったことを看護師や看護学生には話せるが，特定の患者には話せないため，生活技能としては少し低い．

②**対人関係・孤独と付き合い**　友だちの言葉が気になり不登校になったことが初回入院の引き金である．現在，「好きなテレビ番組を観たい」と病棟の患者に言えないのが葛藤であり，退院のきっかけとなった．

対人関係の問題が根底に存在して精神症状を左右しているため，対人関係能力は低いと考える．

③**睡眠・生活リズム**　現在，約８時間入眠して，日中も起きて活動できているので問題はない．

④**食事**　現在，３食摂取できている．今後，単身生活になり日中は就労して，バランスのよい食事をとる必要がある．調理の経験があるので，ある程度の技能はある．入院前の食生活と今後，食事の調達の予定を確認

する必要がある．入院前，ストレスから不眠・不食の傾向もあったため注意を要する．

⑤服薬管理　現在，薬の自己管理の方法を習得中であるが，時に飲み忘れがあり一部できていないので技能は少し低い．怠薬があって入院した経緯もある．再発予防のため服薬管理は重要である．

⑥金銭管理　現在，週に3,000円から今後，2週間で1万円の自己管理をする予定であり，やりくりできるか心配がある．単身生活を行う場合，食費3万円を含め月に10数万円でやりくりする必要があり，金額の拡大に伴うストレスが増えることを考え，金銭管理する技能の高さをやや低く見積もった．

⑦就労　現在，週2回園芸の作業療法に参加中である．今後は就労継続支援B型に通所し本人の希望でお菓子作りを行う予定である．日中，活動に参加し通う場所があるということでは問題はない．

⑧清潔・整容　入浴と洗濯は週2回行っている．他人に不快を与えない程度にはできている．

再発予防には，今後も対人関係を悪化させないようにしていくことが課題である．

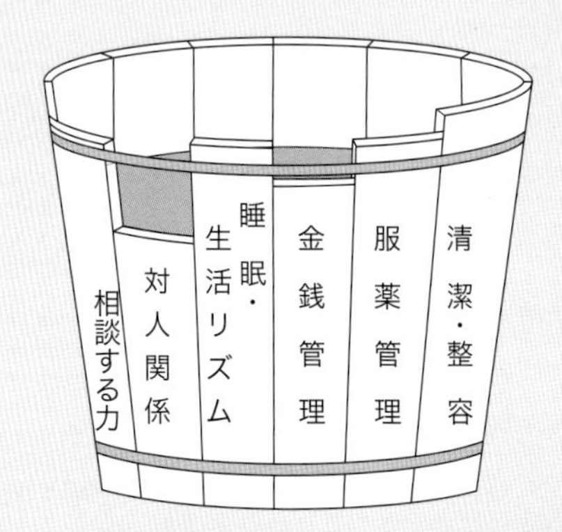

生活障害の桶（リービッヒの最小律，ドベネックの桶ほか[7]を参考）
生活維持，再発予防のために何が課題になるかを考え対処する必要がある．

その技能の高さを木枠の高さに例えて，Aさんの生活技能・生活の障害を考えてみる．

生活障害の桶は，桶を生活に例え，木の枠の一つひとつを生活技能に例えているが，生活は一つひとつの技能から構成されている．その高さが不足している場合は桶から水が漏れ，水の量が低くなる．低い生活技能があって，それが著しい場合は生活の維持が困難になり再発につながる．

そのため，著しく低い技能については本人が課題として取り組んだり，支援者が介入したり，社会資源を利用したりすべき項目である．それにより，一定の質を維持することが期待できる．

〈文　献〉

1）厚生労働省：第1回社会保障審議会統計分科会　生活技能分類専門委員会参考資料3．2006．
2）蜂谷英彦：精神障害者における精神障害の検討－リハビリテーションを進める立場から－．障害者問題研究，（44）:16，1986．
3）小川一夫：都立中部総合精神保健福祉センター　心理教育プログラム講義資料．2002．
4）臺　弘：分裂病の治療覚書．創造出版，1991，p 183-196．
5）精神保健福祉士養成セミナー編集委員：改訂第3版　精神保健福祉士養成セミナー　精神保健福祉福論．2005，p 74 － 75．
6）濱田龍之介，安保敏枝・他：都立中部総合精神保健福祉センター　家族セミナー参考資料．1998．
7）原　みゆき，安保敏枝・他：都立中部総合精神保健福祉センター　心理教育プログラム講義資料．2000．

Information

Aさんの退院後の地域生活を支援する制度に関する知識（2021 年 7 月現在）

1　経済基盤　経済面で支援や優遇が受けられるもの

退院後，生活費を確保するためにすぐに一般就労を行えばストレスがかかり再発の危険性がある．障害と付き合って無理のない就労を行い，生活保護や年金を利用し生計の維持を図った場合の生活費を考えてみる．

1）生活保護

（1）40 歳代で S 区（1 級地―1）のアパートで単身生活する場合の生活保護費

表 1 の①＋②＋③＝④から 1 か月の生活保護費は 148,750 円になる．

（2）40 歳代で入院中の場合の生活保護費

表 2 の①＋②＝③から 37,980 円になる．

表 1　単身生活 1 カ月の生活保護費（参考）

① 2021 年度の生活扶助費	77,240 円
②重度障害者加算[*1] 手帳 2 級	17,810 円
③在宅扶助（家賃上限枠を推定）	53,700 円
④単身生活中の生活保護費[*2]	148,750 円

[*1] 精神障害者保健福祉手帳 1 級～2 級の交付を受け，重度障害者加算がついた場合．

[*2] 生活保護費は居住地，年齢，家族構成，住民登録，収入や年金，財産により変わる．額はその年によって変更される場合あり．

表 2　入院中の 1 カ月の生活保護費（参考）

①入院中の日用品費	23,110 円
②入院中の重度障害者加算 2 級	14,870 円[*3]
③入院中の生活費（小遣金相当分）	37,980 円

[*3] 重度障害者加算額は在宅時と異なる．医療扶助は別枠で現物支給される．

2）障害年金

Aさんは「日常生活に著しい制限を受ける」障害年金 2 級の状態と考える．障害の程度は基準があり，主治医の診断書に基づき認定する．障害等級は 1～2 級まであり，厚生年金は 3 級がある．

【受給条件】

①障害認定日（精神疾患の初診日から 1 年 6 ヶ月を超えた日）の時点に満 20 歳以上の人は，国民年金か厚生年金に加入し，初診日までに保険料を 1 年以上または 2/3 以上を納付したか，免除されていた人．

②障害認定日の時点に 20 歳未満で障害の状態だった人は，保険料納付は関係なく受給できる．

【申請窓口】市区町村の役所，国民年金課．年金事務所（社会保険事務所）

【年金額】国民年金　1 級で年額 977,125 円．2 級で年額 781,700 円（1 カ月分 65,141 円）．

＊障害認定日から 5 年以上経過し受給申請した場合は過去，最高 5 年分まで遡って受給可能．

3）精神障害者保健福祉手帳

精神障害者保健福祉手帳は精神保健福祉法で，自立支援医療は総合支援法で規定されている．

【手帳の交付対象者】精神障害のために日常生活や社会生活にハンディをもつ人．1 級～3 級まで．

【有効期間】市区町村から手帳を受理した日から 2 年間．交付手続きに本人の写真が必要である．

優遇措置の一部を次に挙げる．手帳の取得は，一定の精神障害があることの証明にもなる．

①自立支援医療（精神通院医療）費が原則 1 割の自己負担ですむ．ただし，市区長村の窓口で受給者証を申請し，受給者証の交付を受けた場合に利用できる．受給者証の有効期間は 1 年．

②生活保護の重度障害者加算．生活保護の受給者で障害等級 1 級の場合，在宅で 1 カ月 26,810 円，入院で 1 カ月 22,310 円，障害等級 2 級の場合，在宅で 1 カ月 17,870 円，入院で 1 カ月 14,870 円の加算がつ

くことがある．問合せ福祉事務所．

③所得税，住民税の減額や減免，相続税の控除．携帯電話の割引利用．ＮＨＫ受信料の減免．

④都営住宅の入居者募集の特別優遇制度や，家賃の特別減額がある．都営交通乗車証を発行窓口に申請し都電・都バスの乗車が無料．タクシー運賃は一部の会社で１割引きを実施．

＊自立支援医療（精神通院医療）

対象者：統合失調症・躁うつ病・うつ病・てんかん・認知症など通院精神医療を継続的に要する人．

対象の医療制度：

①精神通院医療費が原則１割の自己負担（所得に応じ負担額の上限あり）になる．

②調剤・往診・デイケア・訪問看護も対象になる（精神疾患以外の医療は対象外である）．

申請窓口：市区町村の窓口に申請書類を提出し，受給者証を発行してもらう．

2　住居

自宅退院やアパート生活が可能か，グループホームなどで支援があった方が良いか考える．

1）グループホーム（共同生活援助）

グループホームとは，地域で共同生活を営める相当以上の自活力がある人に対し，夜間や休日，共同生活を行う住居において，相談や家事などの日常生活上の援助を行う事業である．

支援内容：服薬指導，金銭管理の助言，不安や心配事の相談，食事の世話，日常生活上の援助

居住形態：家やアパート，マンションを利用して世話人が相談を受けたり，支援を行ったりする．

対象者：障害程度区分が１以下（2以上で利用を希望する場合）に該当する65歳未満の障害者．

利用者の例：

①日中は就労や就労継続支援を利用できる人．

②入院は必要ないが帰る家がない人．退院後，地域で一人暮らしするには不安や苦手なことがあり，支援を受けながら暮らしたい人．

③自宅はあるが，家族から自立して単身生活をするための支援を受けたい人．

利用期限：通過型（都の制度は３年程度）と滞在型（長期利用可能）がある．

入居は施設見学や面接等，場所により試験外泊を経て行われる．

＊2013年度から障害者総合支援法によりケアホームもグループホームに一本化された．

3　就労や日中活動の場　日常生活リズムを整えることは再発予防，社会参加の上でも大切である

1）就労移行支援

対象：就労を希望し，一般就労が可能だと見込まれる65歳未満の障害者．利用期限は２年間．

支援内容：生産活動，職場体験，その他の活動の機会の提供．就労に必要な知識や能力の向上のために必要な訓練，求職活動の支援，適性に応じた職場の開拓，就職後の職場定着に必要な相談．

2）就労継続支援Ａ型（雇用型）

対象：企業などに就職が困難で，雇用契約に基づき継続的に就労が可能な65歳未満の障害者．

支援内容：生産活動やその他の活動の機会の提供，就労に必要な訓練や支援を行う．

3）就労継続支援Ｂ型

対象：通常の事業所に雇用が困難な障害者のうち，就労移行支援の適応でない人．年齢制限なし．

支援内容：生産活動，その他の活動の機会の提供，就労に必要な知識や能力の向上のための訓練や支援を行う．

4）地域活動支援センター

創造的な活動，または生産活動の支援の提供，社会との交流の促進，そのほか障害者が自立した日常生活及び社会生活を営むために必要な支援を行う．就労が困難な人の居場所にもなる．

〈参考文献〉
1）東京都精神障害者家族会連合会（東京つくし会）編：道しるべ　東京都福祉保健局，2021．
2）厚生労働省：生活保護制度．
https://www.mhlw.go.jp/stf/seisakunitsuite/bunya/hukushi_kaigo/seikatsuhogo/seikatuhogo/index.html
3）日本年金機構：障害年金
https://www.nenkin.go.jp/service/jukyu/shougainenkin/jukyu-yoken/20150401-01.html
4）東京都福祉保健局総務部総務課：社会福祉の手引き 2020．2020．

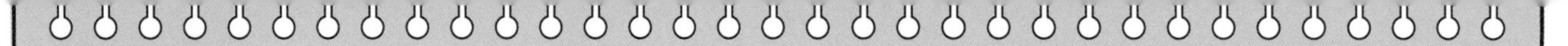

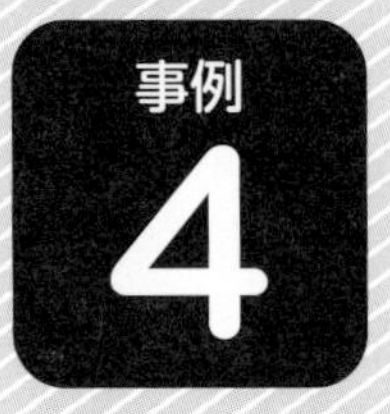

抑うつ障害をもつ人の看護過程

Bさんの紹介

Bさんは，32歳の男性．大学卒業後，大手食品会社に勤務．28歳のときに結婚し，3歳と1歳の子どもがいる．会社では入社時から営業部に勤務していたが，3カ月前に昇格とともに広報宣伝部に異動になった．新しい部署の環境になじめず，また，係長になりこれまで以上に時間に追われるようになった．異動後から睡眠がとりにくくなり，疲れが蓄積していった．集中力もなくなり仕事のミスが増え，自責感もますます増大した．趣味の音楽鑑賞も楽しめず，食欲不振となり，抑うつ気分も強くなっていった．1カ月前からさらに憂鬱な気分になり，やる気が出ず，仕事のことを考えると動悸がしたり，不安になったりすることがあったため，精神科クリニックを受診し，抗うつ薬と睡眠導入薬を処方された．出勤しようとは思うものの行動が伴わなくなり休職することになってから1週間経過した朝，妻がBさんの自殺企図を発見し，受診後入院となった．

Bさんに関する情報

■入院時のBさんの身体に関する情報
- 身長170 cm，体重55 kg，BMI 19.0
- 飲酒：付き合い程度
- 喫煙：なし
- 心電図：異常なし
- 血液検査：Hb 15.0 g/dL, Ht 45.5%, TP 6.8 g/dL, Alb 5.0 g/dL，AST 20 IU/L，ALT 20 IU/L, BUN 10 mg/dL，Cr 0.8 mg/dL
- 感染症やアレルギー：なし
- 体温36.0℃，脈拍66回/分（整脈），血圧110/70 mmHg，呼吸14回/分
- 処方内容
  パキシル®（パロキセチン塩酸塩水和物）20 mg（夕）
  ベンザリン®（ニトラゼパム）5 mg（就寝前）

■入院時のBさんの生活に関する情報
- 食事：食欲はなく進んで食事をとろうとしない．
- 清潔：これまでは毎日入浴していたがこの1カ月間は疲れたといっては入浴しない日が増え，この1週間は入浴していない．
- 排泄：1回/日
- 運動：通勤で徒歩20分程度
- 睡眠：入眠困難，中途覚醒

Bさんのアセスメントから結論まで

アセスメント項目とBさんの情報	Bさんのアセスメント
1．健康知覚―健康管理	
1）入院時 ・妻に付き添われて受診する．処方された1週間分の薬を一度に飲もうとして薬をシートから取り出しているところを妻が見つけ，受診した．クリニックから精神科病院を紹介され，自殺企図をしないことを約束し，入院となった． ・現在困っていること：考えがまとまらない．不眠．食欲がない． 2）治療 ・病名：うつ病． ・入院目的：薬物の調整と休息をとること． ・本人の反応：入院に同意する． ・既往歴はなし． 3）疾病の知識や受けとめ方 ・「うつ病という病名は聞いたことがありますが，精神的に弱い人がなるものと思っていたので，こんな病気に自分がかかるとは思っていなかった．クリニックを受診してから薬を飲み続けていますが，よくなった気がしないです．このまま生きていていいのか…消えてしまいたい気持ちがあります．『薬でよくなる』と医師から説明がありましたが，本当によくなるのでしょうか…．入院することも初めてで…．お任せするしかないです」 4）喫煙状況，飲酒状況 ・喫煙はしない．飲酒は付き合い程度． ・感染症はない． ・アレルギーはない．	・これまでBさんは，大きな病気やけがもなく，身体的には全般に健康であった．しかし，今回の昇格人事は喜ばしいできごとであるが，異動による大きな環境の変化やそれに伴う過度のストレスが加わったと考えられる． **ワンポイント　アドバイス** **うつ病の原因について明確なものはないが，生物学的要因としての神経伝達物質の関与のほかに遺伝的要因，心理社会的要因がある．心理社会的要因として，生活上のストレスに親や配偶者を失うこと，失業，自尊心を傷つけられるような体験などがある．** ・医師から「うつ病である」と説明を受けたが，うつ病については，心の病気という認識はしているものの，まだ自分がその状態であることを受け止められていない段階である．また，自殺企図の原因のひとつに回復の兆しを感じられないことがある．抗うつ薬は効果が現れるのに時間を要するため，Bさんは薬の効果を実感できず悲観的になっている． **ワンポイント　アドバイス** **薬物療法は，抗うつ薬を主剤とし，対症的に抗不安薬や睡眠薬を併用するのが一般的である．主な抗うつ薬の種類には三環系抗うつ薬，四環系抗うつ薬，SSRI，SNRI，NaSSAなどがある．抗うつ薬は少・中等量から開始し，漸増し，十分な量を十分な期間用いる．効果が現れるまでに2週間ほどかかり，効果を見極めるためには，通常で2カ月程度の内服が必要といわれている．しかし副作用は数日単位で出現する．** ・Bさんは，うつ病の治療相で急性期に相当し，入院目的にあるように休息の確保，服薬の調整をしていくことになった．Bさんは，自殺企図をしない約束にも応じている．Bさんの安全の確保をしつつ，病気を受け止め，治療に前向きになれるようなかかわりが必要になる．

2. 栄養ー代謝	
1）栄養状態および食生活 ・身長 170 cm, 体重 55 kg, BMI 19.0 ・皮膚，粘膜の状態は異常なし． ・浮腫, 出血の状況, 感染の徴候はなし． ・1日の食事回数　3回/日（出勤していたころ） ・食欲はほとんどない． ・食習慣：仕事柄，昼食は外食で，夕食も接待や付き合いで外食になることが多く不規則であった．脂っこいものは好きだが，野菜をとることも意識している． ・嚥下障害，咀嚼困難はなし． ・食物アレルギーはなし． ・悪心，嘔吐，腹痛はなし． 2）検査値 ・異常所見なし． ・体温 36.0℃，脈拍 66 回/日（整脈），血圧 110/70 mmHg，呼吸 14 回/分．	・仕事柄食事は不規則になりがちであったが，本人なりに食生活を意識していた．3カ月前からの職場の環境変化に伴い，食欲不振になっている．そのため，食事摂取量が減少した．機能的な問題は現時点ではなく，入院時の検査データでも異常所見を認めず，BMIも標準範囲内である．これは，Bさんが30歳代前半であることから，予備力が蓄えられており，低栄養をきたす段階にまで至っていないと考えられる． ・処方された抗うつ薬は，吐き気，嘔吐，食欲不振といった副作用をきたす可能性があるため，観察していくことが必要である．

3. 排泄	
1）排便 ・排便回数は1回/日．便は最近硬い． ・腹部症状は異常なし． ・緩下剤の使用はなし． ・抗うつ薬内服中 パキシル 20 mg ・排便に対する認識：以前より出にくくなっている気がする． 2）排尿 ・排尿回数は7回/日，夜間はなし． ・尿は混濁なし． ・排尿時の疼痛，不快感，残尿感なし． ・BUN 10 mg/dL，Cr 0.8 mg/dL，UA 5.2 mg/dL ・排尿に対する認識：今のところ，気になることはありません（本人）．	・排便に違和感があり，排泄パターンの変調を認識している．これは，食事摂取量が減少していること，活動量が低下していることも原因と考えられる． また，処方されたうつ病の薬は，従来の抗うつ薬に多い口の渇きや便秘，心毒性などの副作用が軽減されている薬であるが，副作用のひとつに便秘，下痢といった腹部症状がある．そのため，副作用の可能性も考えられる． ・排尿については現時点では，自然にできており，検査データも正常範囲内である．

4. 活動―運動

1）毎日の生活活動 ・週休2日，休日出勤あり． ・起床6時，出社7時，勤務8時～19時，帰宅20時，就寝0時． ・休職後は不規則． ・営業部時代は，顧客訪問のため，外出することが多かった．広報宣伝部になっても同様に外での打ち合わせもあり，事務職ほどデスクワークばかりではない． ・活動低下の自覚があり，からだが動かない． 2）運動の種類と時間 ・幼い子どもがいるため，職場の異動後もしばらくは，休日には子どもを公園へ連れて行ったりしていた． 3）心肺機能 ・肺機能検査，心機能検査は異常所見なし．	・これまで10年近く営業部の仕事をし，3カ月前に広報宣伝部に異動した．出勤時間も含めると，1日の半分を仕事に費やしているが，睡眠時間は6時間を確保していた． ・身体状態に障害はなく，心肺機能も維持されている．しかし，意欲がない，からだが動かないという自覚があるため，活動量が低下している．現時点では，入院目的にあるように，休養し薬物の調整を図るため，無理をさせないかかわりが重要となる．そして，活動量を増やしてもよい段階になったら病棟のレクリエーションなどを活用しながら活動性の維持ができるようなかかわりが必要になってくると考えられる．

5. 睡眠―休息

1）睡眠 ・「新しい部署に移ってからは，会議のある前日は考え込んだり，思い出さないようにしているのですが，これまでにミスしたことが頭に浮かんで…眠れても，3時ごろに目が覚めてしまうようになりました．もう一度寝ようと思っても，いろいろ考えてしまって…そのまま眠れなくなってきました．眠れなかった日は，頭が締めつけられるような感じが日中続いたり，集中できないことがあります．以前は6時間程度睡眠をとるようにしていました」 ・以前は6時の起床であったが，現在は3時前後，そのあと再入眠できる日とできない日がある． ・就寝時間は0時，午睡はなし． ・熟眠感はなし． ・入眠困難，早朝覚醒はあり． ・不眠に関する随伴症状として，頭痛，集中力の低下，疲労感，日中の倦怠感，意欲の低下あり． ・ベンザリン5mgを内服している．	・睡眠は単に持続時間だけでなく，熟眠感，満足感といった睡眠の質が関係している．Bさんは，以前6時間とれていた睡眠が3時間程度と不足し，熟眠感も得られていないことから睡眠の質も十分でない．そのため十分な睡眠がとれるようにベンザリンが処方されている． ・Bさんは責任感が強く，仕事を失敗しないように悩んでしまうことが睡眠に影響し，入眠困難，早朝覚醒をおこしていると考えられる．脳が休息をとれず，頭痛，集中力の低下といった随伴症状も伴い，日中の活動にも悪影響をきたしている．また，3時に覚醒した後にいろいろ考えてしまっている状況から，悲観的な考えや自分を責めたりしている可能性もあり，うつ病の悪化につながりやすい．そのため，睡眠パターンが整うような支援が必要である．

6. 認知―知覚

・見当識の問題はなし.
・感覚（視覚，聴覚，嗅覚，触覚，味覚）は正常.
・自律神経症状：会議の前になると腹痛が出現，動悸もする.
・思考抑制はあり.
「毎朝読んでいた新聞が読めなくなるし，人と話をしていても会話についていけなくなった．頭に入ってこない」
・微小妄想，貧困妄想，罪業妄想はあり.
「妻は，よくなるまで病院で治療に専念するよう言ってくれますが，わたしが働かないと収入が途絶え，家族が路頭に迷ってしまう．入院費だって払えない．会社の人には迷惑をかけて申し訳ない．わたしは役に立たないから，会社では用なしなんです」
・妻は，「生活は裕福とはいえないが多少の蓄えがある」と話し，Bさんの発言とは食い違っている.

・感覚器に異常はなく，意識レベルも問題ない.
・Bさんは「収入が途絶え入院費が払えない」と，実際とは異なる発言をしている，また「会社の人に迷惑をかけている」，「わたしは役に立たない」といった発言もあり，貧困妄想，罪業妄想，微小妄想様の発言が聞かれる.

ワンポイント アドバイス

うつ病に特徴的な妄想には，心気妄想，罪業妄想，貧困妄想，微小妄想がある.

・新聞が読めない，他者との関係においても支障をきたすほどに思考が抑制された状態である．これらはうつ病の精神的症状の現れである．したがって，入院環境や薬物調整の過程でどのように思考が変化していくか，また，妄想的な発言の場合には，Bさんに支持的にかかわっていく一方で，考えかたの幅を広げられるようなかかわりも必要になってくる.

7. 自己知覚―自己概念

1）自己知覚
・「営業のときはやりがいを感じ，働いていた感覚がありましたし，自信もあったのだと思います．今はまったくないです．むしろ絶望感のほうが強いです．不安も感じます」
2）自己に対する感覚
・「この病気は精神的に弱い人がなるものと思っていたので，こんな病気になるとは思っていませんでした．このまま生きていていいのか…消えてしまいたいという気持ちです」
・表情は硬めでうつむき加減.
3）自己概念
・長所は，忍耐強く，まじめで責任感が強い.
・短所は，ひとりで解決しようとする.

・Bさんは，こころの病は精神的に弱い人がかかる病気という認識をもっていたため，自身がこころの病になるとは思っていなかった．しかし，現在は営業部署のときには感じなかった絶望や不安を感じている．このような変化は，3カ月前に昇格とともに新しい部署へ異動したという環境の変化が影響していると考えられる.
・配属が変わったことで，これまでの人間関係が喪失するわけではないが，新たな人間関係の構築をしていくことになる．それがうまくいかず孤立感を感じていた可能性がある.
・Bさんの性格の長所である「忍耐強い」「まじめ」「責任感が強い」はうつ病にかかりやすい性格傾向にあてはまっている．このことからも，環境変化と過度なストレスに適応できずに自尊感情が低くなっていると考えられる.

ワンポイント アドバイス

うつ病の原因のひとつに考えられている，心理社会的要因として，性格傾向の特徴があるといわれている．几帳面，まじめ，仕事熱心，責任感が強い，秩序を重んじるといった特徴の性格傾向をもつ人に，大きな環境の変化や過度のストレスが原因となってうつ病が発症すると考えられている.

・うつ病は特に病初期や回復に向かい始めたときに自殺の危険がある．Bさんは病初期であり，自尊感情が低い状態で自殺企図があったため，Bさんの安全の確保には最優先にかかわっていく必要がある.

8. 役割─関係

1）家族での役割と責任 ・家族は妻と子ども2人である. ・家族，親戚，身近な人の自殺はない. ・父親であり，夫として家族を守っていく立場だが，今はそれができなくて妻に申し訳ない気持ちでいる. ・妻は専業主婦であるが，現時点では経済状況に問題はない（妻） ・重要他者は妻である．Bさんの自殺企図を発見し病院受診に付き添い，取り乱す様子はなかったが，看護師の声かけに涙ぐむ. 2）職業上の役割と責任 ・営業は向いているように感じており，10年間それなりに安定してやっていた．部署が変わって，やりがいはあるが，部下と折り合いがつきにくく，怒鳴ることはしないが，厳しい口調になることもあった. ・1週間前からの休職のことを申し訳ないという思いがある. 3）他者との関係 ・サポートしてくれる人は妻と両親. ・もともと友だちは多くないが，誰とでも話せるほうである．営業は自分には合っていると思う．ただ，時間にルーズな人や約束を破る人は苦手.	・Bさんは，30歳代前半の男性．約10年企業に勤務している．28歳のときに結婚し，子どもが2人いる．夫と父親という役割を担い，さまざまな自立が求められている．しかし今回の病気と入院により家庭の経済を支えることが一時的に困難な状況になっていることと子どもの養育も妻に任せることになっている．そのため役割が果たせていない状況で，Bさんはこのことを非常に気にしている. ・職場においては，昇格したことで役割の責任が大きくなったところであった．そして，部下と折り合いがつきにくいという発言があるにもかかわらず，部下に怒鳴ることはしないという点では，係長という役割を意識しながら部下に接していたと考えられる．しかし異動後から睡眠がとりにくくなり，ミスが増えていることから，職場において役割を果たしきれていないと考えられる．1週間前から休職することになったこともあり，自責的になっている. ・妻はBさんを病院受診させ，取り乱す様子もなかったが，涙ぐむ様子があった．病院という安全な環境へBさんを連れて行った安堵と大切な人を失いかけた衝撃は大きいと考えられる．妻に対するサポートも重要である.

9. セクシュアリティ─生殖

1）セクシュアリティ ・性についての問題はなし. ・性生活の悩みはなし.	・現時点では本人からの発言では内服薬はない．しかし，内服薬の副作用の影響で性機能障害が出現する可能性があるため，経過を追っていく必要がある.

10. コーピング─ストレス耐性

1）ストレッサー ・部署が変わってから対人関係がとりにくくなってきた．部下と折り合いがつきにくいところがあり，イライラしてしまうことがあった．それから仕事がうまくいかなくなり，ミスが増えて，眠れなくなった. ・会議の前日は，不安で緊張感が強くなる.	・「部下と折り合いがつきにくいところがある」という発言から円滑な対人関係がとりにくい状況であった．そのなかでBさんは感情を抑えたことで，ストレスが蓄積し，集中力の低下，不安，不眠といった心身への影響を及ぼしていると考えられる. ・Bさんのストレス対処法は音楽鑑賞，同僚と飲むことである．職場異動をしたことで同僚と飲むことができなくなった可能性もある．ひとりで解決しようとする傾向もあり，Bさんは物事に対して多角的で，柔軟な対応が不足している可能性が考えられる.

2）コーピング ・趣味は音楽鑑賞. ・日頃のストレスへの対処方法は同僚と飲むことくらい. ・今まで同様なストレスにさらされたときはひとりで解決しようとしてきた.	
11. 価値―信念	
1）価値観・信念・行動 ・自分には取り柄がないが，子どもが2人いる. ・「これまで，大きな病気や失敗もなく，人生を過ごしていたので，どうして自分がこうなってしまったのか，わからないです」 ・人生で達成したいこと（目標）は，元の生活に戻れるようになることである.	・Bさんはこれまで大きな病気や失敗もなく過ごしてきていたことから，昇進や異動するまでは，自分を信じ，自分の生きかたに疑問をもつことなく過ごしてきたと考えられる. ・うつ病にかかってしまったことで，どうして自分がこうなってしまったのかわからないという発言から，Bさんはこれまでの生きかたに疑問をもち，現状に対して困惑していると考えられる．しかし，この状況下でも2人の子どもが生きる源になっているという発言があり，これはBさんの強みであるととらえることができる.

看護診断リスト

#1 自殺行動リスク状態

>> この看護診断が導かれた理由

・Bさんは，配属が変わったことで，社会的役割が変化し，新たな人間関係の構築をしていくことになったが，〈失敗だと感じている〉可能性がある.「部下と折り合いがつきにくいところがある」という発言があるように対人関係がとりにくい状況で，部下に対する感情を抑えたことで，〈フラストレーション〉が蓄積し，またBさんの性格からひとりで解決しようとする傾向もあり，問題を抱え込んでいた可能性がある.

・仕事のミスが増えてきたことから失敗することを繰り返し経験し，〈自尊感情が低く〉なり，〈深い悲しみ〉となり，また職場の人や家族に対して〈過度の罪悪感の訴え〉になったと考えられる．こういった感情をもちながら，ストレス対処の方法が少ないBさんは，心の安定を保てず，自分を追い込み，多量の薬を飲もうといった行動になったと考えられる.

>> 危険因子

フラストレーション
自尊感情が低い
失敗だと感じている
過度の罪悪感の訴え
深い悲しみ

>> ハイリスク群

自殺未遂歴のある人

#2　不眠

>> この看護診断が導かれた理由

・Ｂさんは，職場での昇格や環境の変化をきっかけに悩み，睡眠時間が３時間程度と不足し，熟眠感も得られていない．入眠困難や〈早朝覚醒〉があり，脳が休息をとれず，頭痛，集中力の低下といった随伴症状（〈健康状態の悪化〉）もある．１週間前から出勤しようとは思うものの行動が伴わなくなり〈常習的に欠勤が増加〉して休職することになった．

・睡眠がとりにくくなり，疲れが蓄積していき，仕事のミスが増え集中力もなくなり，自責感もますます増大した．〈抑うつ症状〉も強くなっていった．

>> 診断指標

早期覚醒

健康状態の悪化

常習的な欠勤の増加

>> 関連因子

抑うつ症状

Ｂさんの関連図（＃１　自殺行動リスク状態に関して）

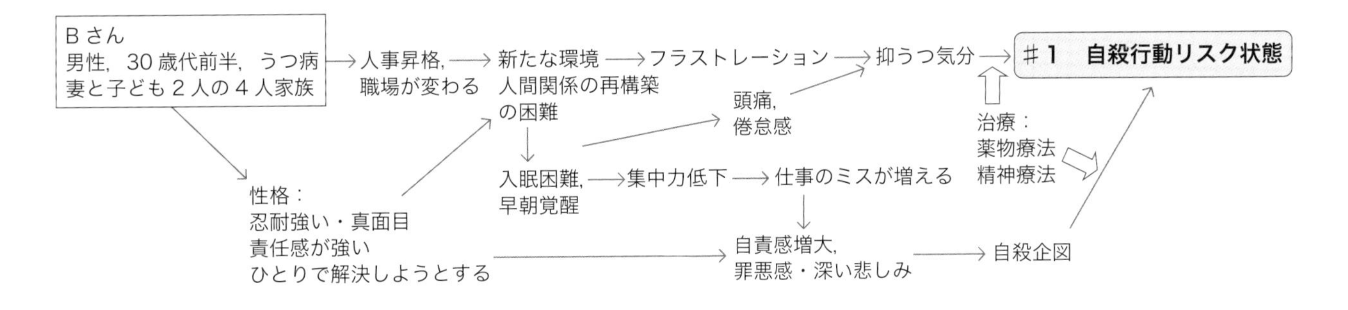

看護介入（＃１　自殺行動リスク状態に関して）

月日	看護診断	長期目標	短期目標 （期待される結果）	具体的な方法
	＃１　自殺行動リスク状態	自己破壊行動以外の有効なコーピングスキルを言語化し，実践するようになる	1．自己破壊行動を考えていることを認めることができる 2．自己破壊的な行動をとる前に助けを求めることができる	【OP】 ①自殺の徴候の観察 ・希死念慮を示す発言 ・自責的，罪業的な訴え ・状況に合わない感謝の言葉 ・大切なものを人にあげる，周囲と距離をおく，妙な落ち着き ②身体症状の有無，程度 ・食欲不振，体重減少，不眠，倦怠感，頭痛 ③精神症状の有無，程度 ・不安，焦燥感，抑うつ状態，絶望感，無力感，自己の過小評価，衝動性，将来に対する悲観，ひきこもり，無関心 ④コーピング ・問題解決能力，現実検討能力，感情保持能力，表現力，怒りの内向性 ⑤ストレス ・患者のおかれた状況の変化の有無と反応 ・対人関係 ・時間の過ごしかた ⑥薬物療法 ⑦サポートシステム 【TP】 ①関心を寄せていることを伝え，関係性を築くとともに安全感をもてるようにかかわる ②Ｂさんが気持ちを自由に表出できるよう否定的な批判は避け共感的態度でかかわる ③怒りを内に向けた自己破壊行動にならないように怒りを適切に表現できるよう，ネガティブな感情を言語化してもよいことを伝える ④Ｂさんの命は価値あることを伝え，自己尊重感を高める ⑤危険物を制限し，安全な保護的環境を提供する ⑥自己破壊行動欲求にかかわる ・自己破壊行動の欲求が強くなったら，すぐに行動せず，看護師に話してほしいと伝える ・自己破壊行動の欲求が強くなったときの援助を求める方法をＢさんとともに共有する ・自殺をほのめかされた場合，Ｂさんとよく話し合い，自殺を思いとどまるように働きかける ⑦Ｂさんの現実検討を助け，困難に出会ったときや問題解決するために新しい対処方法と可能な援助資源を模索する

（つづく）

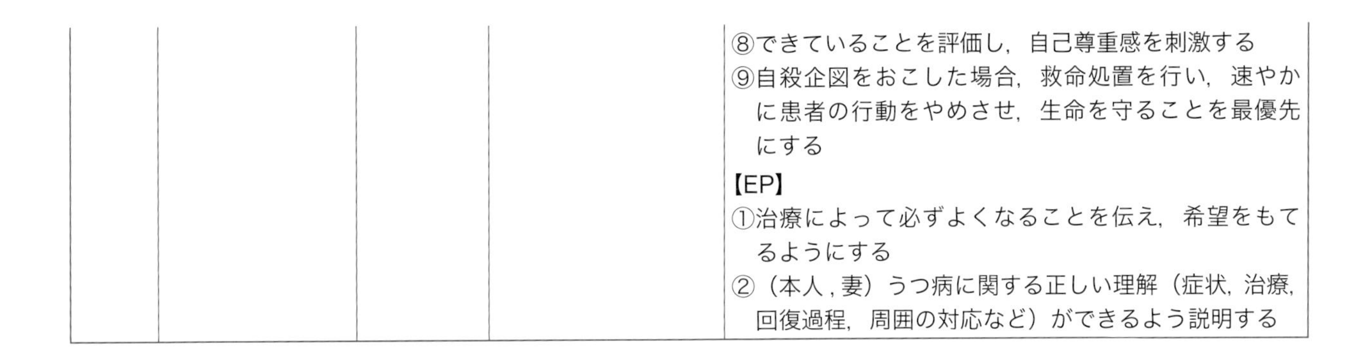

				⑧できていることを評価し，自己尊重感を刺激する ⑨自殺企図をおこした場合，救命処置を行い，速やかに患者の行動をやめさせ，生命を守ることを最優先にする 【EP】 ①治療によって必ずよくなることを伝え，希望をもてるようにする ②（本人，妻）うつ病に関する正しい理解（症状，治療，回復過程，周囲の対応など）ができるよう説明する

Bさんの統合関連図

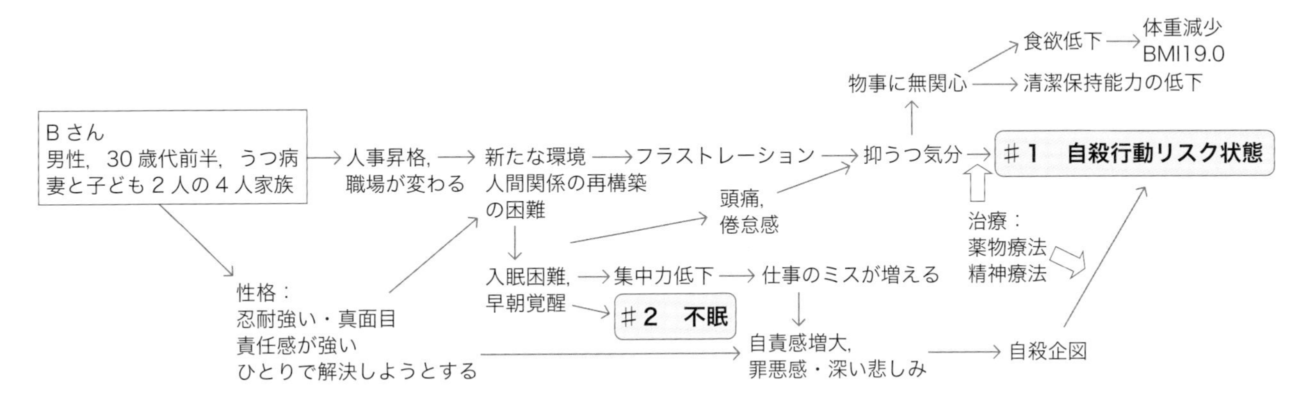

本事例のポイント

B さんの病状は急性期で，医療者との信頼関係を構築している段階である．自殺企図があり，入院し薬物療法を開始した．B さんは自殺企図をしない約束に応じているが，罪悪感，自己尊重感の低下があるため，B さんの安全確保が第一となる．抗うつ薬は効果が現れるのに時間を要するため，B さんは薬の効果を実感できず悲観的になっている．

現時点では食欲がなく不眠であるが，30 歳代前半ということから予備力があり，身体機能に大きなダメージを認めていないが，この状態が長引くほどさまざまな問題を引きおこす可能性はある．

妻と幼い 2 人の子どもがいる．妻は自殺企図の発見者で，大切な人を失いかけた衝撃は大きいと考えられ，妻に対するサポートも忘れてはならない．

〈文　献〉

1）上島国利：働く人のうつ病．第 2 版．中山書店，2009．
2）白石弘巳，田上美千佳：事例にみるうつ病の理解とケア．精神看護出版，2006．
3）上島国利，渡辺雅幸・他：ナースの精神医学．第 3 版．中外医学社，2011．
4）川野雅資：精神看護学Ⅱ．ヌーヴェルヒロカワ，2013．
5）谷野亮爾，小阪憲司・他：改訂第 3 版　精神保健福祉士セミナー / 第 2 巻［増補］精神保健学．へるす出版，2011．
6）濱田秀伯，橘田昌也・他：系統看護学講座　専門分野Ⅱ　精神看護学 1．医学書院，2013．
7）T. ヘザー・ハードマン，上鶴重美・他編：NANDA－I 看護診断　定義と分類 2021～2023．原書第 12 版，医学書院，2021．

COLUMN

認知行動療法（CBT）

強いストレスを受けているときやうつ状態に陥っているときなどでは認知にゆがみが生じ，その結果，抑うつ感や不安感が強まり，非適応的な行動が強まる．認知療法・認知行動療法とは，ものの考えかたや受け取りかたの影響を受けることから認知のゆがみを修正することを目的とした精神療法である．認知のゆがみに対して現実的な柔軟な考えかたを取り戻せ，ストレスを軽くしていったり，困難を乗り越えていけたりするような心の力を育てる．

この療法は，出来事－自動思考－感情－行動の相互関係に注目した方法で，認知には，何かの出来事があったときに瞬間的に浮かぶ考えやイメージがあり，「自動思考」と呼ばれている．「自動思考」が生まれるとそれによって，いろいろ気持ちが動き行動することになる．ストレスに対して強い心を育てるためには「自動思考」に気づいて，それに働きかけることが役立つ．また，自動思考を生み出すもとになっている考えかたをスキーマという．スキーマとは，「すべて悪いほうに考える」というマイナス思考といった，一種の考えかたの傾向，性格のようなものである．自動思考だけでなくスキーマに気づく練習をする必要がある．スキーマのなかには，認知のゆがみといわれるいくつかのパターンがあり，下の表はその一例である．

思考パターン	説明
根拠のない決めつけ（結論の飛躍・恣意的推論）	根拠が少ないまま思いつきを信じ込んでしまう
白黒思考（二分割思考）	曖昧のままでいられないことによる極端な考えかたで割り切ろうとする
部分的焦点づけ（こころの色眼鏡・選択的注目）	自分が着目していることだけに目をむけ結論づける，短絡的に結論づける
過大評価・過小評価	関心あることは拡大してとらえ，反対に自分の考えや予想に合わない部分はことさらに小さく見る
○○すべき思考	過去のことをあれこれ思い出して悔やんだり，自分の行動を自分で制限したりしてしまう
過度の一般化	少数の事実を取り上げ，すべてが同様の結果になると結論づける
自己関連づけ（個人化）	何か悪いことがおきると，自分のせいでおこったと考える
情緒的な理由づけ（感情的な決めつけ）	そのときの自分の感情に基づいて，現実を判断してしまう
自分で実現してしまう予言	否定的予測を立てて自分の行動を制限し，自分の行動を制限するものだから予測どおりに失敗してしまう

自動思考記録表（コラム表）

自動思考を紙面に書き出す作業を通して，重要な認知に目を向け，自動思考とは違う視点やその状況を繰り返し検討することで適応思考が浮かびやすくなる．

例：Bさんのある日の場面

状況 いつ，どこにだれと何をしていたか？	20 時，気がついたら自分だけが職場で残業している．
気分（%）* 気分を一言で．	不甲斐ない（80%），焦り（60%），申しわけない（50%）
自動思考（%）* 頭に浮かんでいたことやイメージや記憶を書き出す	自分は失敗ばかりするダメ人間だ（90%） 部下から失望されている（70%）
根拠 自動思考を裏づける根拠となる事実を書く	寝不足で集中力がなくミスが増えた 気づいたら自分だけが残業していた
反証 自動思考とは矛盾する事実を書き出す	営業部（前の職場）も数名残業していた 部下から 10 分前にメールがあった
適応思考（%）* 根拠と反証を“しかし…”でつないでみて，適応思考（バランス思考）を考える	ミスが増えたが，営業部の人も残っていたから，皆，それぞれの仕事をしている（50%） ひとり残業と思っていたが，部下からメールがあり，気遣って部下が挨拶をしなかったのではないか（60%） 仕事に集中していて，部下の帰宅に気づけなかったのではないか（70%）
今の気分（%）*	不甲斐ない（40%），申しわけない（70%），焦り（10%），前向きなやる気（30%）

* 気分の強さ：「まったく感じない」＝0%，「最大」＝100%

〈参考文献〉
1）上島国利：働く人のうつ病．中山書店，2009，p109．
2）厚生労働省：うつ病の認知療法・認知行動療法 治療者用マニュアル．
https://www.mhlw.go.jp/bunya/shougaihoken/kokoro/dl/01.pdf

アルコール使用障害をもつ人の看護過程（急性期〜退院に向けた場面）

Cさんの紹介

Cさんは40歳代後半の女性．アルコール使用障害でアルコール離脱と断酒目的で入院となった．現在，夫と24歳の長男，20歳の長女の4人暮らし．夫は公務員でまじめだが，酒癖が悪い．夫が酒を飲んでいるときは，晩酌に付き合う程度であったが，夫が出張のときには隠れて飲んでいた．

Cさんは大学卒業後より会社の営業を行っており，30歳で係長に昇格したのを機に，調理をしながら台所で焼酎をロックで飲むようになり，3日で一升瓶を空けるようになっていた．

飲酒翌日の遅刻，欠勤が増え，上司から注意されればされるほど連続飲酒となり，食事もとらなくなった．夫と意見が対立するようにもなり，38歳のときに不眠出現にて心療内科クリニックを受診し，抗不安薬・眠剤を処方されていた．その後，昼間から呂律不良，ふらつくようになった．夫に勧められ精神科病院に3カ月入院した．退院後，「お酒をやめたい」と思いながらも断酒することはできず，今回再入院となった．

Cさんに関する情報

■入院時のCさんの身体に関する情報

・身長165 cm，体重55 kg
・血圧130/75 mmHg，呼吸17回/分，脈拍90回/分・不整脈なし，体温37.0℃.
・血液検査：
　栄養状態（TP 6.0 g/dL，Alb 3.3 g/dL，Hb 13.8 g/dL，Ht 60 g/dL）
　肝機能（ALP 1,560 IU/L，γ-GTP 709 IU/L，T-bil 2.22 mg/dL，D-bil 1.23 mg/dL，AST 77 IU/L，ALT 51/IU/L）
　糖代謝（GLU 128 mg/dL，HbA1c 5.0%）
　電解質（Fe 280 μg/dL，Na 130 Eq/L，Cl 104 Eq/L，K 2.4 mEq/L）
・手指振戦，発汗，嘔吐，食欲低下がある．

■Cさんの生育歴に関する情報

出生発達に問題はない．父親は大工で，お酒を飲むと母親に暴力を振るっているところを見て育った．幼いころから活発で友だちが多かった．小学校・中学校・高校は公立に通学し，いじめや不登校の経験はない．成績はいつも上位でテニス部に所属し，運動も得意な生徒であった．大学を卒業後，会社の営業として勤務していたときに，夫と職場で知り合い結婚した．

■入院時のCさんの生活に関する情報

食事：「お腹がすかない」と1日1食，夕食のみ．
排泄：排便1回/2日，排尿4〜5回/日．
清潔：風呂好きで毎日入浴．身なりは清楚できれい好き．
活動：出勤はするが，仕事の能率が悪い．
睡眠：不眠，睡眠時間3時間．「飲むとよく眠れる」
喫煙：しない．
本人発言：「お酒をやめたいと思っていたが，夫と一緒にテレビを見ながら夕食の際につい飲んでしまった」

Cさんのアセスメントから結論まで

アセスメント項目とCさんの情報	Cさんのアセスメント
1．健康知覚―健康管理	
1）健康状態の認識 ・任意入院．入院理由：「お酒をやめたい，からだがつらい」 ・夫が酒を飲んでいるときは，晩酌に付き合う程度であったが，夫が出張のときに隠れて飲んでいた．Cさんは大学卒業後より会社の営業を行っており，30歳で係長に昇格したのを機に調理をしながら台所で焼酎をロックで飲むようになり3日で一升瓶を空けるようになっていた． ・「正しいかそうでないか，きっちりしないと気が済まない」と仕事のストレスで飲酒量は増えていった． ・飲酒翌日の遅刻，欠勤が増え，上司から注意されればされるほど飲酒欲求が強くなった．出勤しても仕事の能率が悪く，ミスも多くなった．次第に連続飲酒となり，食事もとらなくなった． ・喫煙はしない．アレルギーはない． 2）健康／疾患・身体障害の管理 ・手指振戦，発汗，嘔吐，食欲低下の症状が出現している． 入院時，AST 77 IU/L，ALT 51 IU/L，ALP 1,560 IU/L，γ-GTP 709 IU/L ・処方内容 ソルデム® 500 mL×4回/日（24時間持続点滴） ノックビン®*1 0.1 g×3回/日（朝・昼・夕食後経口） ガスター® 20 mg×1回/日（夕食後） 3）健康上の目標・見込み ・医師からの説明：「お酒をやめたいということで入院されました．3カ月のアルコールプログラムを予定しています」 ・Cさん：「家族に迷惑をかけてしまった．もう，お酒はやめなければ……」 ・家族のとらえかた：「お酒を飲まなければとてもよい母親なのに．ぜひ依存症を治してほしいです」	・今回，お酒をやめられず，身体症状が出現し2回目の入院となった．「からだがつらいから」と言っているが，再入院になったことから病識はなかった可能性が考えられる． ・前回退院後のスリップ*2の要因としては，夕食の際に夫と一緒にテレビを見ながらつい飲んだことから，断酒の認識が薄かったと考えられる． ・手指振戦，発汗，嘔吐があり，離脱症状と考えられた．入院してアルコール摂取を中止後，4～12時間で血中濃度が減少し離脱状態が出現，現在も持続している．点滴にて脱水予防と食欲低下に対する治療が行われている． **ワンポイント　アドバイス** **アルコール離脱症状とは，最後の飲酒から6～8時間経過すると，アルコールの血中濃度が低下し始め，神経系の興奮状態（手指振戦，発汗，幻覚，全身痙攣発作，軽度の見当識障害など）を生じることである．また，不安やイライラ感，脱力感なども現れることがある．** ・一般に，アルコールを大量にとり続けると，肝機能障害（肝炎，肝硬変など），膵炎，糖尿病，心筋症，末梢神経炎，食道がんや胃がん，コルサコフ症候群，うつ病などの感情障害，統合失調症，若年女性の摂食障害も合併しやすいといわれている．Cさんはほかの症状は出ておらず，肝機能検査値から肝機能障害のみが表出している． ・Cさんは，家族に迷惑をかけてしまったという思いがあり，お酒をやめなければいけないことに気づけている．家族も治療を希望しており，健康管理に向けて本人・家族ともに意識が変化してきている． **ワンポイント　アドバイス** **「断酒をして今後の生活を維持していく」ことは可能と考えられており，家族の社会的支援や断酒会，AA*3などの自助グループへの参加が望まれる．また，家族が共依存にならないような精神保健を保ち，リラクセーションなどのストレス軽減としての飲酒に移行しない工夫が必要となる．** *1　ノックビン：アルコール使用障害患者の飲酒抑制のために用いる．薬理作用としては，肝臓でのアルデヒド脱水酵素の阻害により，アセトアルデヒド濃度が上昇し不快症状がおこる． *2　スリップ（Sobriety Loses Its Priority：SLIP）：アルコール使用障害の再発 *3　AA（Alcoholics Anonymous）：アルコール使用障害の自助グループ

2. 栄養—代謝	
1）栄養状態 ・身長 165 cm，体重 55 kg 2）検査値 ・栄養状態：TP 6.0 g/dL，Alb 3.3 g/dL，Hb 13.8 g/dL，Ht 60 g/dL ・肝機能：AST 77 IU/L, ALT 51 IU/L, ALP 1,560 IU/L, γ-GTP 709 IU/L，T-bil 2.22 mg/dL，D-bil 1.23 mg/dL ・糖代謝機能：Glu 128 mg/dL, HbA1c 5.0% ・電解質：Fe 280 μg/dL, K 2.4 mEq/L，Fe 280 μg/dL，Na 130 Eq/L，Cl 104 Eq/L	・総蛋白やアルブミンはやや低めだが，栄養状態には問題がない． ・食欲は低下しているが，アルコール離脱症状が回復すれば食事がきちんと摂取できるようになると思われるので，食事摂取量や状態観察は継続して行っていく必要がある． ・AST 77 IU/L，ALT 51 IU/L，ALP 1,560 IU/L，γ-GTP 709 IU/L，T-bil 2.22 mg/dL，D-bil 1.23 mg/dL は高値を示しており，肝臓の機能が低下していると考えられる．これは 30 歳代からの長期アルコール摂取，アルコール使用障害の結果と考えられ，今後の検査値や肝機能障害の症状である黄疸などの出現の有無なども観察する必要がある． ・電解質は問題ない．
3. 排泄	
1）排便 ・排便回数は 1 回/2 日 2）排尿 ・排尿回数は 4～5 回/日	・排便は便秘などもなく特に問題ない．緩下剤の使用もなく，2 日に 1 回の排便での苦痛の訴えはない．
4. 活動—運動	
1）運動 / エネルギー ・現在，活動低下はない． 2）日常生活活動 ・病棟スケジュールに沿って行動ができている． 3）レクリエーション / レジャー ・C さん「仕事が多忙なため，余暇を過ごすような趣味は特に行っていない」	・日常生活上には支障はなく，問題はみられない． ・気分転換のためのレクリエーションは行っていない．仕事が忙しくて，ほかに視点が向かなかったと考えられる．
5. 睡眠—休息	
1）睡眠 ・現在，寝つきは悪いが 7 時間寝ている． ・現在，眠剤の使用はない． 2）休息 / リラクセーション ・レクリエーションには参加していないが，院内散歩にときどき行っている．	・入院前は不眠であったが，入院後は寝つきは悪いものの睡眠時間は確保されているので，問題はない． ・中学校・高校とテニス部であったが，現在は運動を進んで行ってはいない．不眠の訴えはなく，ときどき院内散歩に行くことで睡眠と活動のバランスはとれていると考えられる．

6. 認知ー知覚	
1）感覚・知覚 ・「家ではふらつきと呂律がまわらないだけだったのに…….なぜ，手が震えたり，汗が出たり，吐いたりするのかわからない」と看護師に訴えている. ・「飲酒前後の記憶がない」 2）疼痛 ・腹部違和感や腹痛などはない. 3）認知 ・仕事の作業能率が悪くなり，ミスが増えたことに気づけている. ・「酒は悪いとはわかっているが，飲まずにはいられない」	・入院後の断酒による離脱症状と肝機能障害により，からだのもっていきどころのないつらさから，お酒を飲みたいけれど飲めないことに戸惑っていると考えられる. ・アルコール使用障害患者のパーソナリティ特性として，不安が強かったりストレスに反応しやすかったりするといわれている．アルコールを長年飲み続けると，脳が萎縮して軽い知能の低下を認めることがあるが，現在のところは，Cさんは仕事の能率が悪くなりミスが増えたことに気づけている．今後，飲酒をしなければ，回復後は仕事に支障をきたさないと思われる. ・飲酒前後の記憶がないのは，飲酒によるブラックアウト[*4]であったと考えられる．人によっては暴力を振るう場合もあるが，Cさんには暴力行為はない. ・一般に，人には自分に限ってアルコール使用障害にはならない，これくらいの酒の量では病気にならないという思い込みがあるといわれている．断酒できなかったのは，病識がなく，病気を否認していたことが要因と考えられる. [*4] ブラックアウト：飲酒をすると脳内のアルコール濃度が高まり，記憶をつかさどる海馬が麻痺して飲酒前後の記憶がない状態．ときに前頭前野を麻痺させて易怒的になったりする．ここで再飲酒すると楽になるため，ますます深みにはまって回復できない状態になる.

7. 自己知覚ー自己概念	
1）自己知覚 ・父親がアルコール使用障害だったので疾患は理解できているが，短期間のうちに入退院となった[*5]. 2）自己に対する感覚 ・「お父さんのようにはなりたくないと幼少のころから常々思っていた．自分が同じ病気になるとは…….また，入院しちゃって」とつぶやいた. ・「2度目の入院をしちゃった．わたしの意志が弱いからだめなのね」	・父親がアルコール使用障害でお酒を飲むと母親に暴力を振るっていたのを見て育ったことの影響は大きい（幼少時からアダルトチルドレン[*6]であった)．アルコール使用障害の家族は遺伝的影響を受けやすく，アルコール使用障害になるリスクが高いといわれている．入院前は飲酒がやめられなかった理由や出現している症状が理解できていなかったことから，アルコール使用障害についての認識が薄いと考えられる．毎晩の晩酌から習慣的飲酒になり，日中の飲酒になったこともあって，再入院したことでの自尊感情の低下があると思われる. [*5] 回転ドア現象：退院後，生活リズムが乱れて服薬しなくなり，入退院を繰り返す状態. [*6] アダルトチルドレン（Adult Children of Alcoholics；AC)：アルコール使用障害の親のもとで育った人をいう．子どものころの家族関係などが原因で，精神的に不安定な状況で育ち，成人後も生きかたを悩んでいる人も多い.

8. 役割―関係

1）家族の役割と責任

・夫は妻のお酒を隠すことはしない．遅刻，欠勤が多くなったときは注意をしていたが，喧嘩が絶えなくなって気まずくなった．その後，ときには「これぐらいならいいだろう」や「自分の甲斐性がないから妻は酒を飲んでしまうのでは…忙しい思いをさせたから」と一緒に晩酌をしたり，妻がお酒を買っていても注意をしなかった．

・夫の面会は，Cさんの状態が悪い時期は週に1回あった．2人の子どもの面会はない．

・上司からの注意は理解できていたが，お酒をやめられないことの自責の念も合わさって連続飲酒になっていったと考えられる．

・幼少期から友人が多く，社交的であり成績も優秀であったが，就職後の仕事でのつまずき，人間関係が崩れたことに対してはどのようにかかわればよいのかがわからなくなり，飲酒につながったと考えられる．

・2人の子どもは同居しているが，20歳を過ぎており，青年期の発達課題としてのアイデンティティの確立はできていると考えられる．

ワンポイント　アドバイス

平成15年度厚生労働科学研究「成人の飲酒実態と関連問題の予防に関する研究」研究班（主任研究者：樋口　進（久里浜アルコール症センター副院長））が全国調査を実施した結果から，有害な使用に該当する者が，男性の4.8％，女性の0.5％（この場合アルコール依存症を含む），うちアルコール使用障害が，それぞれ1.9％，0.1％であり，81万人となっていることが報告されている[1]．

2）職業上の役割と責任

・飲酒翌日の遅刻，欠勤が増え，上司から注意されればされるほど連続飲酒となり，食事もとらなくなった．

3）社会的役割と責任

・夫と24歳の長男，20歳の長女の4人暮らし．長男は大学を卒業後，印刷会社に勤務している．長女は現在大学3年生で就職活動の準備を行いつつ，母親の代わりに家事を担当している．

・Cさんが働けないことで今すぐに経済的に困るということはない．

・夫は，Cさんの晩酌についてストレス軽減になるのなら「これくらいならいいだろう」と思い，無意識のうちに共依存となっていた可能性がある．お酒を隠すことをしなかったのは，アルコール使用障害という病気を知らなかったのかもしれない．アルコール使用障害はアルコールをほんの少しでも摂取していると進行し続ける．また，断酒できていても再び飲酒すれば進行する．アルコール使用障害が進行し，仕事や家族などを失うと社会的に孤立したり，うつ状態になると自殺に移行する死亡率の高い病気という認識がないためにCさんの飲酒をやめさせることができず，遅刻・欠勤を少なくすることもできなかった．

・夫は，長女が家事を担当できたため，母親としてのCさんの役割責任が薄れていても，飲酒後の態度が暴力的ではなく「ただ，お酒を多く飲んでいる」と思っていたことから，Cさんに注意を促さなかったと考えられる．

・Cさんは，今回，再入院となり，仕事に復帰できるのかと不安が強くなった．夫との意見が異なることもストレスにつながったが，夫が入院を勧めたことで，断酒に向けた治療を行い，失われた社会的信頼を回復して仕事に復帰したいと願っている．

9. セクシュアリティ―生殖

1）生殖・性に対する満足や不満足

・結婚し，夫と2人の子どもとの4人暮らし．更年期症状はない．

・女性．24歳で結婚し，2人の子どもを出産．現在，子どもたちは24歳と20歳．性に対する問題は特にない．

10. コーピング―ストレス耐性	
1）コーピングメカニズム ・「仕事がうまくいかず，死んでしまおうか」と思うことがあった．仕事をしていたころは，ストレスがたまると飲酒していた．現在，仕事は休職しているが，「きちんと働けるかしら」と不安がある． 2）コーピングの効果 ・ストレス解消のためにアルコールを飲んでいた． 3）ストレスに対する耐性 ・30歳で係長に昇格したのを機に調理をしながら台所で焼酎をロックで飲み，3日で一升瓶を空けるようになっていた．最初は晩酌の量は少量であったが，徐々に量が増え，「少しなら大丈夫」と家族に隠れるようにして飲んでいた．	・家庭内の夫との関係は，夫が酒を飲んでいるときは，晩酌程度を付き合っており，会話はあったと考えられる．しかし，夫が出張のときに隠れて飲んでいたことから，夫以外に相談できる人がおらず，仕事のストレスをお酒で解消しようとしていたと考えられる． **ワンポイント アドバイス** **アルコールを摂取すると脳内の快楽物質であるドーパミンが一時的に増加され，さらに，セロトニンの分泌が促進されてストレスが解消する．** ・昇格による責任からストレスが増強していったが，それを解消するための方法をうまく見つけられず，一時は死をも考えたことがあったという．家族と同居していたことが幸いし，自殺企図には至らず，入院へとつながったといえる．今後，きちんと働けるかを不安に思っており，まだ，ストレス解消方法が見いだせていないと考えられる． ・アルコールが簡単に手に入り，ストレスからアルコールへの欲求が強くなり，生活習慣に組み込まれていった．飲まないではいられない気持ちになっていき，精神的に依存していった．
11. 価値―信念	
1）価値観・信念・欲望（人生・健康について），魂（精神性） ・特定の宗教はない．人生の目標は「断酒して家族と仲良く暮らしたい」	・人生の目標はあるが，現在出現している症状に対する治療を優先し，病状の安定と断酒に向けての地域のアルコール依存症社会復帰プログラム（ARP：113頁）に参加できるようになることが重要と考えられる．同時に社会復帰に向けて，対人関係を再構築できるように支援していくことが必要である．

看護診断リスト

#1 急性混乱

>> この看護診断が導かれた理由

・入院後の断酒による治療を行っているところである．手指振戦，発汗，嘔吐，食欲低下などのアルコール離脱症状が出現しているが，「なぜ，手が震えたり，汗が出たり，吐いたりするのかわからない」と言っていることから，アルコール離脱症状についての知識に乏しいと考える．入院直後は，アルコール離脱症状にて混乱が強いので，まず治療に向けて混乱状態を改善する必要があることから優先順位を1位とした．

>> 診断指標

認知機能障害（落ち着きがない）

>> 関連因子

物質乱用（アルコールを長期にわたり飲用していた）

睡眠覚醒周期の変化（入院前の睡眠時間3時間，現在，寝つきは悪いが7時間寝ている）

#2 肝機能障害リスク状態

>> この看護診断が導かれた理由

・アルコールの長期乱用による肝機能の悪化が検査値にみられており，放置しておくと肝硬変などに移行する可能性がある．肝機能を改善させる必要がある．

>> 危険因子

物質乱用

#3 健康自主管理促進準備状態

>> この看護診断が導かれた理由

・スリップしたことから，アルコール使用障害に対する認識・病識はなかったと考えられる．しかし，日中の呂律不良やふらつきがみられるようになったことにより，断酒して家族と仲良く暮らしたいと思うようになったことから，健康に対しての認識は芽生えてきたと考えられる．Cさんの「断酒をしたい」という思いから，健康を回復し家族との関係を修復できる段階にあると考えられるが，まだ，断酒会などに参加はできていないため，今後，具体的方法の提案などのフォローが必要であると考えられる．優先順位としては3位とした．

>> 診断指標

症状管理強化への願望を示す

#4 不安

>> この看護診断が導かれた理由

・アルコール使用障害の病識がなく，再飲酒をして再入院している．病気に対して否認はないが，40歳代後半であり，「きちんと働けるかしら」と心配している．退院後，今までどおりの仕事ができない可能性があるが，今すぐにその不安は解決できないので優先順位としては4位とした．

>> 診断指標

ライフイベントの変化についての不安

>> 関連因子

ストレッサー，物質乱用

Cさんの関連図（＃1 急性混乱に関して）

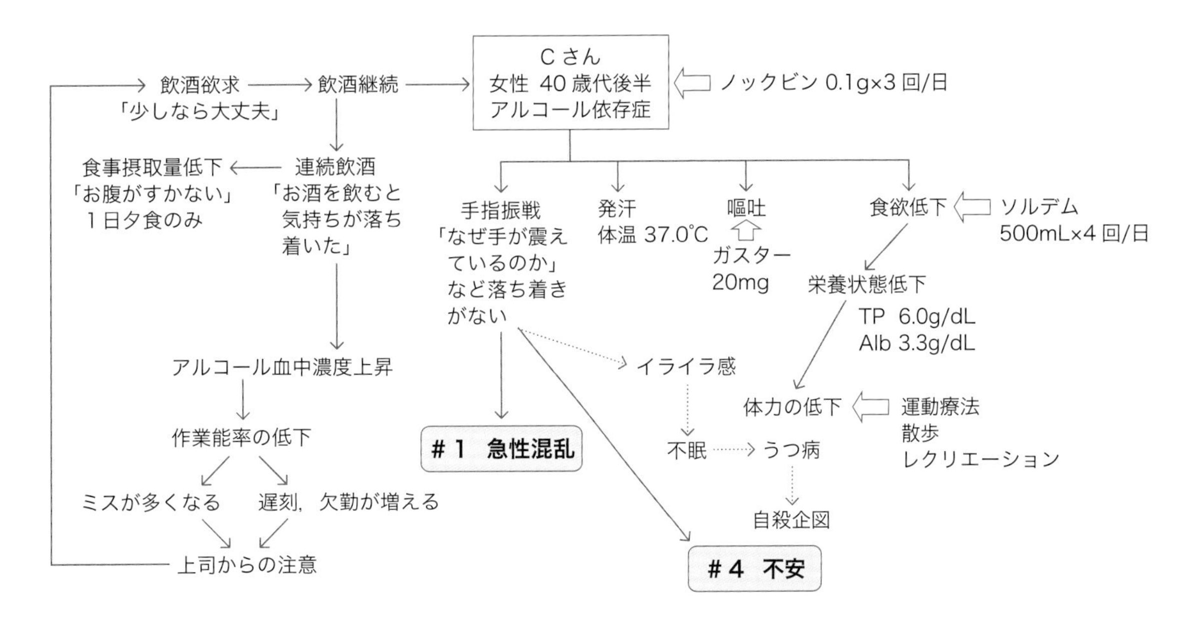

看護介入（＃1 急性混乱に関して）

月日	看護診断	長期目標	短期目標 （期待される結果）	具体的な方法
	＃1 急性混乱	治療の目的が理解でき，治療に専念できる	1．症状が少しずつ消失に向かい，現状を受け入れられる 2．疾患の理解と断酒の必要性が理解できる 3．依存の対象がアルコールだったことを振り返ることができる	【OP】 （①〜⑨検温時や訪室時，⑩⑪入院時） ①バイタルサイン ②意識レベル ③自律神経症状（動悸，頻脈，発汗，嘔気・嘔吐，食欲の低下など）の有無 ④せん妄の有無 ⑤手指振戦，筋痙攣などの有無 ⑥不穏行動の有無 ⑦精神症状（不安，不眠，焦燥感，幻覚など）の有無 ⑧食事摂取状況，栄養状態 ⑨脱水の有無 ⑩X線検査，心電図検査など（入院時，必要時に適宜行う） ⑪入院に至ったときに飲んでいた酒量や時間

（つづく）

				【TP】 ①不安の軽減 ・患者と一定の距離を取りながら，チームで情報を共有する ・信頼関係が築けるように，まず共感・傾聴する ・断酒に向けて自己選択できるように患者とともに考え，動機づけにつなげる ②転倒予防 ・不必要な刺激を避け，休息（安静の必要性）できる環境を整える ③清潔の保持 ・発汗時などに自ら清潔のケアができないところを介助する 【EP】 ①不安なことがあれば遠慮せずに言うように説明する ②症状が落ち着いたら疾患の知識が理解できるように説明する

Cさんの関連図（＃2　肝機能障害リスク状態に関して）

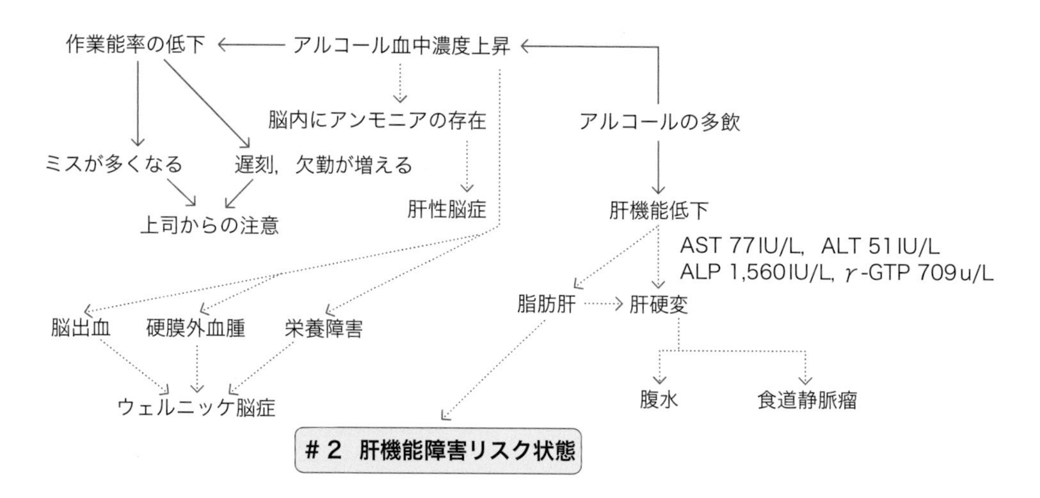

看護介入（＃2　肝機能障害リスク状態に関して）

月日	看護診断	長期目標	短期目標 （期待される結果）	具体的な方法
	＃2　肝機能障害リスク状態	全身状態が安定する	異常の早期発見と検査値が正常になる	【OP】 ①バイタルサイン（検温時） ②意識レベル，意識障害の有無 ③食事摂取量，食欲の有無 ④嘔気・嘔吐の有無 ⑤排便状態（便秘の有無，性状，回数），腹部膨満や腹水の有無と程度 ⑥皮膚や眼球結膜の黄染の有無 ⑦皮膚の掻痒感の有無 ⑧体重，腹囲，水分出納バランス ⑨不整脈の有無，心電図の波形異常の有無 ⑩精神安定薬の使用の有無 ⑪検査データ ・肝機能（NH_3, AST, ALT, γ-GTP, ALP, T-Bil） ・電解質（Na，K，Cl，Ca，Fe） ・腎機能（BUN，Cr） ・血球（RBC，Ht，Hb） ・生化学（TP，Alb，GLU，HbA1c） ・凝固機能（PT，PLT，APTT） ⑫腹部超音波検査ほか (②～⑩は訪室時適宜，⑪⑫は必要時適宜 【TP】 ①安静が維持できるように環境を整える ②排便コントロールをする．必要時は指示の緩下剤の投与を行う ③毎日一定時間に腹囲測定（10時），体重測定（10時）を行う ④意識レベルの低下があれば迅速に医師に報告する 【EP】 ①体調に変化があるときや気分が悪いときはナースコールを押すように説明する

Cさんの関連図（#3 健康自主管理促進準備状態に関して）

ARP
否認 → 認知のゆがみ
認知行動療法

「飲酒は悪いとはわかっているが，
飲まずにはいられない」

自尊感情の低下
「わたしの意志が弱いからだめなのね」
「仕事がうまくいかず死んでしまおうと思った」

「からだがつらい」
「家族のためにもお酒をやめたい」

#3 健康自主管理促進準備状態

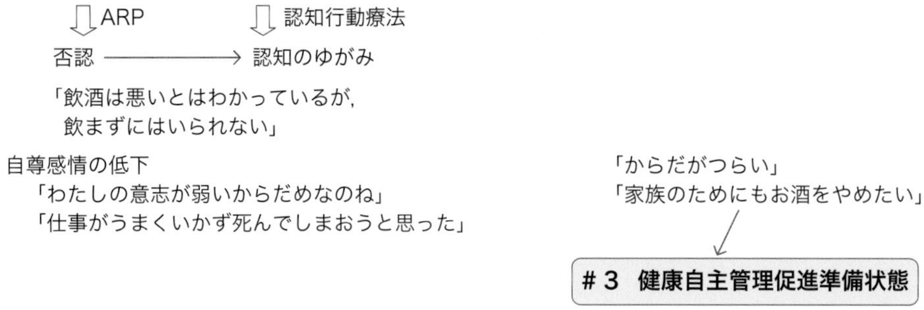

看護介入（#3 健康自主管理促進準備状態に関して）

月日	看護診断	長期目標	短期目標（期待される結果）	具体的な方法
	#3 健康自主管理促進準備状態	断酒の必要性を理解し，社会復帰に向けた行動ができる	1．断酒に向けた行動を考え，表出することができる 2．社会資源（AAや家族会など）に自ら参加する	【OP】 ①バイタルサイン，全身状態（検温時） ②言動や行動の変化 ③レクリエーションへの参加度 ④表情 ⑤苦痛や不安の有無 ⑥外出後のアルコール類の持ち込みの有無 ⑦本人の訴え （②～⑦は訪室時適宜） 【TP】 ①自己の感情を表出できる ・自尊感情を高める機会を増やす ・相談がしやすいように担当看護師を決める ②認知の変化 ・仕事に対する完全主義や耐性の欠如などに対して，集団心理療法や個人心理療法を行う ③行動の変化 ・健康になりたいという思いになるようにAAへの参加に支持的にかかわる ・ドロップアウトした場合は内省し自己の振り返りをすることを促す ・趣味をもつこと，レクリエーションへの参加の約束が守れる（必要時プログラムに入る）ように見守る ・断酒会やAAに参加するための情報を提供する ・レクリエーションの参加ができていたらそれを評価（褒めるなど）する 【EP】 ①何か心配なこと，わからないことがあったら自ら相談するように説明する ②家族には家族会参加への説明をする

Cさんの統合関連図

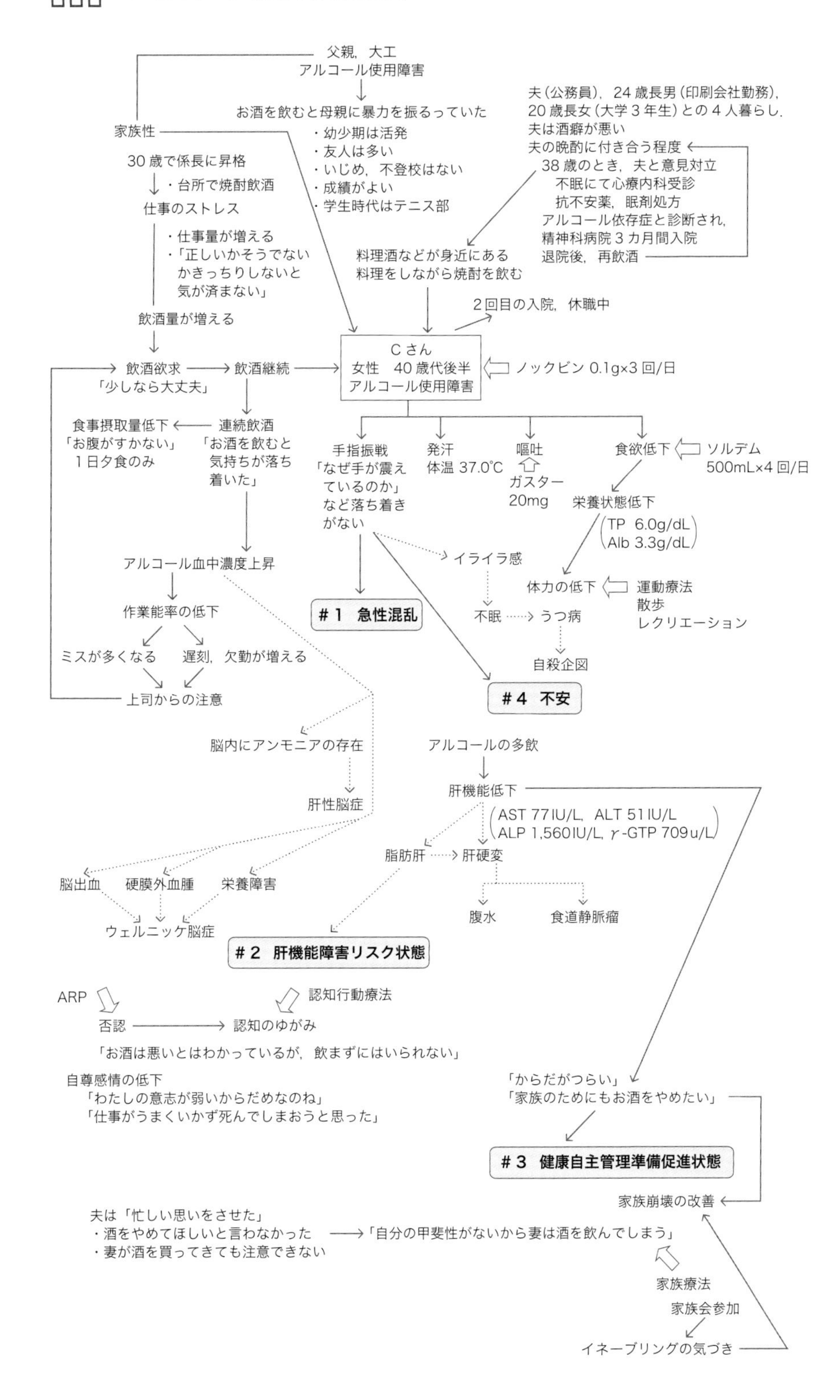
父親，大工
アルコール使用障害
お酒を飲むと母親に暴力を振るっていた
・幼少期は活発
・友人は多い
・いじめ，不登校はない
・成績がよい
・学生時代はテニス部
夫（公務員），24 歳長男（印刷会社勤務），
20 歳長女（大学３年生）との４人暮らし．
夫は酒癖が悪い
夫の晩酌に付き合う程度
38 歳のとき，夫と意見対立
不眠にて心療内科受診
抗不安薬，眠剤処方
アルコール依存症と診断され，
精神科病院３カ月間入院
退院後，再飲酒
家族性
30 歳で係長に昇格
・台所で焼酎飲酒
仕事のストレス
・仕事量が増える
・「正しいかそうでない
かきっちりしないと
気が済まない」
料理酒などが身近にある
料理をしながら焼酎を飲む
２回目の入院，休職中
飲酒量が増える
飲酒欲求
「少しなら大丈夫」
飲酒継続
Ｃさん
女性　40 歳代後半
アルコール使用障害
ノックビン 0.1g×3 回/日
食事摂取量低下
「お腹がすかない」
１日夕食のみ
連続飲酒
「お酒を飲むと
気持ちが落ち
着いた」
手指振戦
「なぜ手が震え
ているのか」
など落ち着き
がない
発汗
体温 37.0℃
嘔吐
ガスター
20mg
食欲低下
ソルデム
500mL×4 回/日
栄養状態低下
TP 6.0g/dL
Alb 3.3g/dL
イライラ感
アルコール血中濃度上昇
作業能率の低下
ミスが多くなる
遅刻，欠勤が増える
上司からの注意
＃１　急性混乱
不眠
うつ病
体力の低下
運動療法
散歩
レクリエーション
自殺企図
＃４　不安
脳内にアンモニアの存在
肝性脳症
アルコールの多飲
肝機能低下
AST 77IU/L，ALT 51IU/L
ALP 1,560IU/L，γ-GTP 709u/L
脂肪肝
肝硬変
腹水
食道静脈瘤
脳出血
硬膜外血腫
栄養障害
ウェルニッケ脳症
＃２　肝機能障害リスク状態
ARP
認知行動療法
否認
認知のゆがみ
「お酒は悪いとはわかっているが，飲まずにはいられない」
自尊感情の低下
「わたしの意志が弱いからだめなのね」
「仕事がうまくいかず死んでしまおうと思った」
「からだがつらい」
「家族のためにもお酒をやめたい」
＃３　健康自主管理準備促進状態
家族崩壊の改善
夫は「忙しい思いをさせた」
・酒をやめてほしいと言わなかった
・妻が酒を買ってきても注意できない
「自分の甲斐性がないから妻は酒を飲んでしまう」
家族療法
家族会参加
イネーブリングの気づき

本事例のポイント

①アルコール使用障害は自覚がない

アルコール使用障害は「否認の病」といわれ，自分の疾患の存在について否認や無関心である傾向がある．患者は依存に陥っていることを認めたくない，いつでもやめられると思っている．けっして意志が弱いとはいえない．

②アルコール使用障害はどのようになるのか

わが国では，宴会などの機会的飲酒の習慣があり，その後，毎日や周期的な常習的飲酒へとなる．すると，アルコール耐性から隠れての飲酒をしているうちにアルコール使用障害となる．飲まずにはいられないが，記憶の欠如，飲酒を抑制しようとするができない状況に陥り，仕事・金銭的なトラブル，アルコール離脱症状，肝機能障害などの身体疾患も出現し，飲酒することばかりを考えるようになる．その結果，失業や家族から見放される場合もある．また，スリップを繰り返す人もいる．

③家族のかかわり

アルコール使用障害の患者の場合，家族が嗜癖行動を支えるイネーブラー[*7]のことが多く，家族が「ただ，お酒を多く飲んでいる」と思っており，本人の問題に気づいていないこともある．そして，嗜癖問題を支える行動であるイネーブリングになっている．このような家族のことを患者本人に依存した共依存[*8]といい，家族への介入が必要となり，家族会などへの参加を促す．

本事例は，急性期～退院に向けた場面の一例である．入院からそのゴールを断酒とし，任意入院としている．患者本人が入院あるいは自助グループ（断酒会，AA など）への参加で，アルコール依存症は病気であり，同じ疾患の仲間との出会いにて現実を見つめることや，逃避としての飲酒欲求がなくなっていく回復過程を事例としている．

＊7　イネーブラー：アルコール使用障害を支える人．夫婦，両親などが多い．

＊8　共依存：夫婦であったら，妻はアルコール使用障害になった夫に対して，嫌悪感や別れたいと思っているが，飲酒しなければとてもよい夫であり，「わたしが悪いから」と自分を責めてしまう．夫も飲酒しないという約束を破り，再飲酒を繰り返す．親子の場合は息子対母親が多く，「わたしの育てかたがいけなかった」といいながら息子に干渉し，お互いに関係を修正したいのにできない状態．

〈文　献〉

1）太陽美術出版部：わが国の精神保健福祉〈平成 23 年度版〉―精神保健福祉ハンドブック．太陽美術出版，2011．
2）長尾　博：図表で学ぶアルコール依存症．星和書店，2005．
3）野嶋佐由美：精神看護学．日本看護協会出版会，2006．
4）松本俊彦・他：薬物・アルコール依存症からの回復支援ワークブック．金剛出版，2011．
5）精神保健福祉白書編集委員会編：精神保健福祉白書．中央出版，2009．
6）樋口康子・他監修：第 2 版　精神看護．文光堂，2004．
7）中西睦子監修：精神看護学．建帛社，2000．
8）森岡　洋：アルコール依存症を知る！．ASK，2009．
9）山口　登・他編：こころの治療薬．星和書店，2011．
10）T. ヘザー・ハードマン，上鶴重美・他編：NANDA－I 看護診断　定義と分類 2021～2023．原書第 12 版，医学書院，2021．

COLUMN

多くのアルコール使用障害に共通して認められる認知のゆがみ

1）白黒思考

物事にはよい面もあれば悪い面もある．しかし，それがよいのか悪いのか，白か黒かどちらなのかはっきりさせたい，はっきりしていなければ気がすまない．

例：「物事は正しいか正しくないかしかない」「物事を白黒つける」

2）完全主義

自他に対して100%を求める．100%でなければ「だめだ」ととらえる．物事に対して100%を自他に求める結果，100%挫折する．

例：「自分は何事にも完璧であり，他者も自分と同じ行動でないといけない」

3）過度の一般化

個別の経験や事例を一般的な事例や法則に置き換える．一度失敗を経験すると，再挑戦しても失敗するに決まっていると思う．その結果，「どうせだめだ」ととらえる．これは対処能力の未熟性や耐性の欠如があると考えられる．

例：「今回，相手を怒らせたから次も怒らせるだろう」

4）心のフィルター

数多くある肯定的なことよりも少数の否定的なことばかりに目がいく．事象をマイナスの結果を先に考え，客観的にとらえられない．根拠や理論的な思考過程がないのに，すぐに悲観的な結論に飛躍する．過度の一般化，心のフィルター，結論の飛躍は，悲観的な方向に認知をゆがめていく．

例：「きっと，だれもわたしの話しなど聞いてくれないので，何も話さない」

（松下年子・他：アディクション看護学．メヂカルフレンド，2013．より）

アルコール依存症社会復帰プログラム（ARP）

1）目的

アルコール依存症の正しい理解のための情報を提供し，“しらふ”で生きるためのきっかけを入院治療のなかで得る．

①アルコール依存症を理解する（病識をもつ）

②集団療法を通して自分の気持ちをみつめ，行動修正を図る

③しらふでの生活を実感する（回復の段階を知る）．回復の手ごたえを感じる

2）アルコール依存症社会復帰プログラム（ARP）

（1）教育プログラム

数回にわたり継続的にアルコール依存症の正しい理解や病気が引きおこす心身，家族関係のゆがみ，社会生活に及ぼす害などについて各専門職（医師，看護師など）が講義を行う．

（2）グループミーティング（集団精神療法）

集団の中でしらふで自分を語ったり，他人の話を聞いたりする．聞く人は聞くのみで意見を言わない．長

年の飲酒習慣における対人関係の特徴，アルコールについて語る．すると，グループのほかの人の違う見かたや考えかたに触れ，自分の飲酒問題を振り返る機会となる．10名程度の小グループとし，医師，看護師，精神保健福祉士，臨床心理士などのスタッフがかかわる．

（3）認知行動療法

出来事や物事に対する認知（見かたや考えかた，価値観，こだわり）の治療．今までの飲酒に対する考えかた，見かた，飲酒に対する認識を自分自身で検討し，変えていくことで断酒継続に結びつける．「酒は便利で手軽で楽しい．節度ある飲酒ができる」から「酒はよいものでなくなった．うまくコントロールできないからだになった」と修正する．

（4）アルコールSST

今までの飲酒について振り返り，飲酒への偏った考えかたを変え，断酒継続に結びつける．感情に焦点を当て，対人コミュニケーションについて振り返ることで自分のコミュニケーションの傾向に気づく．自分の感情に気づき，表現するスキルを学び，自分を知ることで再飲酒を予防する．

（5）内観（察）法

「自己とは何か」を面接にて患者が内観し整理する．内観にて，自分の今までの生きかたを振り返り，「感謝の気持ち」につながる．

（6）作業療法・レクリエーション療法

アルコールなしで楽しめるスポーツなどの活動を体験し，ほかの患者との交流の拡大や集団で行う社会性の構築などが図れる．

（7）自治会

患者全員で組織される．治療者としての患者同士が助け合い，病棟全体に治療的雰囲気を高めていく．病棟生活の苦情や問題をまとめ，改善点を病院側に交渉することもある．

（天賀谷　隆・他：実践精神科看護テキスト　薬物・アルコール依存症看護．精神看護出版，2008．より）

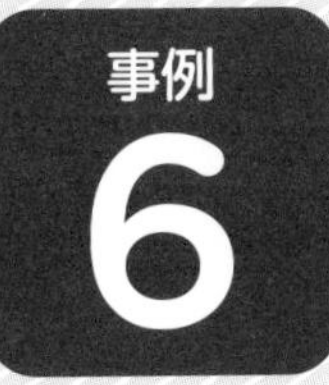

事例6 摂食障害をもつ人の看護過程

Dさんの紹介

Dさんは18歳，2人姉妹の長女．銀行員の父親，専業主婦の母親との4人暮らし．幼少期から体格がよく，小学生のころ，男子たちにからかわれた時期があり，体型のことはいつも気にしていた．手のかからない子で，勉強熱心，何にでも一生懸命に取り組むタイプであった．成績・運動ともに優秀で，小学校，中学校時代は，クラス委員を務めていた．高校は進学校に入り，志望の私立大学英文科に入学した．大学には海外留学経験者や帰国子女がいたため，英語のレベルが高く感じ，自信を喪失した．必死に追いつこうと語学学校にも通いはじめ，深夜まで勉強することが続いた．ダイエットを意識していたわけではないが，徐々に体重が落ちはじめた．友だちからどうやったら痩せられるのか相談されるようになってからダイエットを意識するようになり，食事制限やジョギングをはじめた．体重が減っていくことで気分はよかった．次第に立ちくらみや寒さを自覚するようになり，家族に説得されて精神科病院を受診した．ダイエット開始後は規則的にあった月経も止まってしまった．

Dさんに関する情報

■入院時のDさんの身体に関する情報

- 身長155 cm　体重34 kg　BMI 14.2
- 血圧88/58 mmHg，脈拍45回/分，体温35.6℃
- 心電図：異常なし
- 心音，肺音：神経学的所見などに異常を認めず．
- 血液検査：WBC 3,100/μL，Hb 11.0 g/dL，Plt 14.2×10^4/μL，TP 5.9 g/dL，Alb 3.8 g/dL
- 感染症やアレルギー：なし
- 内服薬：なし
- 体格・栄養：全身の筋肉が細り，皮下脂肪が非常に少ない．
- 表情：乏しい
- 皮膚：乾燥し，うぶ毛の増加を認める．色調は黄色味が強い．

■Dさんの生活に関する情報

- 食事：高校までは3食を規則的に摂取していたが，大学に入りダイエットを意識したころから1日2食で炭水化物を控えている．
- 更衣・清潔：自立
- 排泄：自立
- 活動：時間があればエクササイズをしている．走ろうと思ってもからだが動かないためジョギングはやめた．
- 睡眠：4時間半

Dさんのアセスメントから結論まで

アセスメント項目とDさんの情報	Dさんのアセスメント
1．健康知覚―健康管理	
1）入院時 について ・入院理由：体重減少したため ・入院形態：任意入院 ・現在困っていること：ときどき立ちくらみがあるが，困ったと思ったことはない．運動をしていると落ち着く． 2）治療について ・医師からの説明：体重を40 kg（BMI 16.6）にしましょう．行動範囲はしばらくは病室内で，状態をみて拡大しましょう． ・病名：摂食障害 ・治療方針：食事療法，精神療法，行動療法 3）疾病の知識や受け止めかた ・体力が落ちたことは認めるが，痩せているとは思っていない．「退院したいので，約束を守って治療を受けます．ただ，体重が少ないと言うけど，わたしくらいの人はたくさんいる．40 kgは超えたくない」 4）健康に関する認識 ・摂食障害に関することは，テレビで見たことがある程度（本人，家族）． ・母親によると，からだづくりとして小学生のあいだは水泳教室に通わせていた．	・他覚的には，次第に身体が痩せ細り，ふらつき，体力が落ちてきているが，Dさん自身は痩せていることの自覚はない．ときどき立ちくらみがあるといったからだの変化を問題視せず，低体重の重大さを否認するゆがんだ認識をもっている．また，初めての入院であることや，これまでに疾病に関する正しい知識を得る機会がなかったこと，健康管理に対する言動が認められないことから，健康管理をしていけるような働きかけが必要である． ・摂食障害は，ダイエットがきっかけで発症することが多いが，ダイエットをしても摂食障害にならない人がほとんどである．ダイエットは摂食障害の引き金になることはあるが，摂食障害の原因はほかにある．思春期に発症する場合の原因には，友人関係のトラブル，勉学・部活動，習いごとなどのプレッシャー，家族問題などさまざまある．Dさんの場合，摂食障害になった原因のひとつに勉学が関連していると考えられる．家族に関する情報が「娘の健康を考慮し，水泳教室に通わせていた」という程度で，両親が健康管理に多少は関心があるととらえることはできる．しかし，Dさんの家族に関する情報が十分とはいえないため，家族関係にも目を向けていく必要がある． **ワンポイント　アドバイス** **摂食障害の原因には，以前の「比較的裕福な家庭で育ち，品行方正で，成績優秀な女子学生」から，小学生までの低年齢化，既婚症例を含め中年以降の症例による高年齢化，男性例の増加などの多様化を経て，単純化できなくなっている．そのため，患者個々の本性の原因・過程に目を向けることが重要と指摘されている[1]．** ・Dさんは希望する治療ではないが，退院したいため治療に参加する意思を示している．「40 kgは超えたくない」という体重増加に対する抵抗感をもっていることから，治療過程のなかで，食後の罪悪感や体重増加に対する怖れといった不安定な気持ちになる可能性がある．そのため，治療に前向きに取り組めるよう支持的にかかわっていくことが必要と考えられる． ・低体重ということから，食事療法が開始された．体重を含めたからだに対するゆがんだ認識があるため，精神療法も開始された．今後からだに関する検査が行われ，その結果にもよるが，現時点では薬物療法は行わずに治療が行われている．

2. 栄養―代謝

1）栄養状態
- 身長 155 cm，体重 34 kg，BMI 14.2
- 体重の増減：高校までは 50 kg（BMI 20.8）
  大学入学後 −11 kg（8カ月）
- 皮膚・粘膜の状態：皮膚乾燥　末梢冷感あり
- 感染の徴候：血圧 88/58 mmHg，脈拍 45/分，体温 35.6 ℃，WBC 3,100/μL
- 内服薬はなし

2）食事
- 食事回数は 2～3 回/日
- 1日の食事の種類と摂取量：
  朝は栄養補助食品　200 kcal
  昼は小さなおにぎり1個
  夕食は米飯は食べず，家族と同じ食事からカロリーの低い野菜，こんにゃく，きのこ，海藻類を選択したり，カロリーがわかるものを選択して摂取していた．
- 食に関する認識：
  食べたい衝動に駆られることはあるが過食の経験はない
- 食習慣：
  朝，夕は自宅で食べるが，通学をしているため家族と食事時間帯が異なり，ひとりで食べることが多い．大学では，はじめのうちは友だちと食べていたが，食事のことを聞かれることにうんざりして最近はひとりで食べるか，食べないこともある．
- 嚥下障害，咀嚼困難はなし
- 食物アレルギーはなし
- 治療食：1,400 kcal/日開始

- 18 歳の女性は，青年期の段階で神経機能，筋機能，循環機能などの身体能力が増強し，身体機能が安定する時期である．
- BMI の判定基準は一般的には 18.5 未満で「痩せ」の範囲，18.5 以上 25 未満で「標準」範囲になる．ICD-10 の摂食障害の診断基準で 5 つの症状が診断確定のために必要である．そのひとつに標準の体重の 85% 以下，または BMI 17.5 以下が続いていることがあげられている[2]．
  D さんは，大学に入る前までは 3 食を規則的に摂取していたことから，BMI は 20.8 と正常範囲内であった．しかし，大学に入ってからは，炭水化物やカロリーの摂取を控えた栄養バランスの悪い食生活を続けたことによって低体重となった．BMI は 14.2 と「痩せ」の域であり，摂食障害の診断基準の症状を満たしている．
- 食事摂取状況や皮膚が乾燥していること，検査値では BUN が高値であることから，脱水状態の可能性が考えられる．脱水の場合，一般検査では末梢血液，総蛋白，アルブミン値は見かけ上，正常のことも多い．D さんは脱水状態のうえにすでに TP が低値で低栄養を示している．感染兆候はない状況であるが，BS が低値で低血糖を示し，電解質も低値，血圧，体温，脈拍も低下しており，肝機能は高値を示している．低栄養による身体への影響が現れている．
- 「体重が少ないと言うけど，わたしくらいの人はたくさんいる．40 kg は超えたくない」といった発言や，カロリーの低い食事を選択するといった認識の歪みがある状態である．適切な栄養がとれるような働きかけが必要である．
- 急激な栄養投与は，血管内から細胞内に糖や電解質などが急激に移行し，電解質のバランスも崩れる．体重が変動している時期には全身の状態をチェックすることが必要である．

ワンポイント　アドバイス

治療食が開始になるとこれまでの食事から急に栄養を多く摂取することになる．炭水化物を摂取すると，炭水化物をエネルギーに変換する際，リンやビタミン B_1 が必要になる．そのため，体内の蓄えもない状態であると，短時間に極端な低値になる．リンが欠乏した場合は心不全，ビタミン B_1 の欠乏ではウェルニッケ・コルサコフ症候群などの深刻な状態を招き，また，急激な食事摂取による急性膵炎がみられることも知られている[3]．

3）検査値 ・栄養状態：WBC 3,100/μL，RBC 380×10^4/μL，Hb 11.0 g/dL，Ht 40%，TP 5.9，Alb 3.8 g/dL，Plt 14.2×10^4/μL ・腎機能：BUN 22 mg/dL，Cr 0.6 mg/dL，UA 5.5 mg/dL ・肝機能：AST 50 IU/L, ALT 50 IU/L ・糖代謝機能：BS 59 mg/dL ・電解質：Na 135 mEq/L，K 3.5 mEq/L，Cl 98 mEq/L，Ca 8.0 mg/dL，P 2.7 mg/dL	
3．排泄	
1）排便 ・排便回数は 1 回/5 日．不規則 ・便の状態は硬め ・排便時の状況：不快感はなし ・腸蠕動音は弱め 2）排尿 ・排尿回数は日中 6 回，夜間 0 回 ・尿の状態は正常 ・排尿時の状況：疼痛，残尿感はなし	・排便は 1 日 1 回あることが一般的であるが，個人差がある．D さんは，1 日の食事摂取量の減少から，食物繊維摂取量の減少や水分摂取量の減少，低体重のため消化管の筋肉の低下が影響し，排便コントロールは十分とはいえない．排便回数が少なく，硬便である． ・排尿に関しては，排尿回数，検査データ上は正常範囲内である． ・緩下剤，利尿剤は使用したことがなく，薬剤を用いてまで体重を減らそうとする認識はない様子である．
4．活動―運動	
・発達段階：青年期 ・毎日の生活活動 1 日の過ごしかた：通学時 5:30 起床　7:30 通学 18:00 帰宅　1:00 就寝 空いている時間があれば，エクササイズをしている．動いていないと落ち着かず，大学の講義で座っているとおしりが痛くなるのがつらい． ・余暇活動や趣味：からだを動かすこと ・身体状態：走ろうと思ってもからだが動かない．ADL は自立している ・行動範囲：病室内．状態に応じて行動範囲の拡大の検討がある． ・身体障害：麻痺はなし	・活動において，ADL は自立し，可動性にも問題はない． 栄養－代謝パターンで記述したように，青年期の段階は本来，神経機能，筋機能，循環機能などの身体能力が増強し，身体機能が安定する時期で，活動耐性が備わっている時期である． D さんはからだを動かすことを好み，ダイエットをはじめたころはジョギングをし，現在は時間があればエクササイズを行い，一見健康的な生活スタイルである．しかし，活動に必要な体力が備わっていないなかで運動を続けており，身体への負担があると考えられる．走ろうと思っても走れないほどに体力が落ちている．今後心肺機能の検査から，活動耐性の程度を把握していく必要がある． ・体力が落ちているにもかかわらず，本人には活動し続けたい欲求が強くあるため，活動と休息のバランスをとれるようなかかわりが必要である．そのため，行動範囲を病室内にする指示が出ている． ・「座っているとおしりが痛くなる」という発言があるように，痩せによって骨が突出しており，同一姿勢では局所に体重がかかり循環不全をきたしていることが考えられる．

5. 睡眠—休息

・睡眠時間：4時間半，起床時刻：5:30，就寝時刻：1:00 ・中途覚醒，入眠困難，早朝覚醒はなし ・不眠の訴えはなし ・睡眠を助ける工夫：なし	・入院前は，深夜まで勉強をしていたため，睡眠時間は4時間半と一般より短めであった．入眠困難，中途覚醒はなく，本人の自覚では不眠の訴えはない．しかし，摂食障害の症状のひとつに不眠がある．極端に栄養を摂取していないと睡眠に必要なホルモンが分泌されず不眠になることがある．Dさんの栄養摂取状況からでは睡眠障害を引きおこしている可能性が考えられる．

6. 認知—知覚

・意識レベル 見当識は問題なし 反射は問題なし ・感覚 視覚，聴覚，嗅覚，触覚，味覚は問題なし ・言語障害，記憶障害はなし ・心理検査を受ける予定あり ・家族からの情報 大学生活について，以前「周りの人はみんな英語が上手．英文科に入る人は，留学をするべきだ」と言ったり，成績はよかったのでほめたが「まだまだ自分はだめ」と否定ばかりする． 語学学校に通い，からだがまいってしまうのではないかと心配で，無理しないように言っても，「全然足りない，ちゃんとやっていかないと」と言って勉強をしている． 「夕食を食べたら体重が戻っちゃって，変な目でみられる」ということをよく言う．食事を制限する分，料理雑誌を見たり，食べ物の話もよくする．	・感覚器には異常がなく，意識レベルも問題ない． ・両親からの情報にあるように，Dさんの認知の内容は「英文科に入る人は留学すべき」といった極端な考えかたで，柔軟さがみられない． ・「まだまだ自分はだめ」といった自己否定的な発言，「ちゃんとやらないと」といった完璧主義的な発言も聞かれる．子どものころから一生懸命で，進学高校に入り，志望大学に入ったことで，おおむね順調な生活であったと考えられるが，大学に入ってからは努力をしても周りに追いつかない感覚が生じ，何をやってもうまくいかないといった無力感を感じ出したため，いっそう食事にこだわりが強くなっていると考えられる． **ワンポイント　アドバイス** **低栄養状態が認知機能にどのように影響するかについて，第2次世界大戦中に行われたヒトの半飢餓実験（ミネソタ・スタディ）が示している．低栄養は，自己評価が下がったり，食に対して執着心が強くなったりするといった認知の偏りを生じさせる[4]．**

7. 自己知覚―自己概念	
・肯定的・否定的な自己の見かたの有無，内容 「体重が思うように減らない，どうしてこんなことができないのだろう」 「どうせ，何をやってもだめ，うまくいかない」 ・自己に対する感覚： 「小学生のときに男子にからかわれたことはいやな体験でしたが，勉強を一生懸命して負けないようにがんばっていました．がんばれば認めてくれる人がいたので，それがうれしくて，もっとがんばりました」 「人見知りがありますが，打ち解けたら話はできますし，親友は少ないけどいます．ですから，これまでの生活に満足しています．大学に入ってからです．急に，自分は何もできない気持ちになったのは…．なんでがんばってもできないのかイライラしたり，絶望的になります」 「イライラしたときに，英語の本なんですけど，投げたことがあります」 ・自殺念慮，自己破壊行動はなし ・ボディイメージ： 「周りの人は痩せていると言いますが，わたしは，こうやって贅肉をつまめるから，痩せているとは思わない．おなかは出ている」 ・表情，姿勢，態度，身だしなみ： 会話中，目を合わせて話すことや会話中の相槌は自然．服装は，露出を避けているかのように着込んでいる． ・長所：がんばり屋　短所：人見知り	・小学生のときに男子にからかわれた体験をしながらも，一方で勉強をがんばったことで，認めてもらえる機会もあった．他者との関係においては，からかわれたことが影響しているのか，人見知りがある．しかし，少なくても頼れる友人がいるといった強みも備わっている．そのため，中学・高校においても，真面目に勉強に取り組み，クラス委員といった責任あることにも取り組んでいた．志望の大学に入ることもでき，大きな失敗経験がなかったように考えられる． しかし，大学に入学後，周囲と自身の語学力の差を感じ，これまでのがんばりだけでは通用しない現実に直面し，自信を喪失している状況と考えられる．男子にからかわれた体験などから，幼いときから自己不全感を抱いている可能性は否定できず，思春期の自己形成の課題に直面して自信を失い，アイデンティティの危機に陥っているとも考えられる． ・現時点では自殺念慮はなく，自傷行為も認めていない．しかし，肯定的な意見に対しても受け入れられず，いっそう自身への否定的感情が増している．イライラしたときに本を投げるといった衝動性もあることや，体重減少に伴ったボディイメージに対する誤った認識，および自身の体形を隠すようにしていることからも，自尊感情の低下をきたしていると考えられる．

8. 役割―関係

・家族構成：両親，妹
・重要他者：母親
・家庭での役割：母親が専業主婦であるため学業に専念していた．
・経済状況：安定
・サポートシステム：
友人は多くないが，小学生のころからの親友がひとりいる．
・入院に対する家族の考えかた：
とにかく，よくなってほしい．どうしたらよかったのか，そしてこれからどうしていけばいいのか，考えていきたい．
・人間関係パターンに関する本人の認識：
「小学生のころ太っていたから，からかわれたことが何度もあって，自分から人に話しかけるのは苦手」

・D さんは現在大学生であり，これから社会人になるための準備期間でもある．経済面は父親がいるため安定している．
・病気をすると家族の役割が変化する．妹は高校生である．姉の心身の変化を共に生活しながらみている．今回入院になったことは，妹にも何らかの影響を与えていると考えられる．また母親は重要他者であるため，家事をしながら面会のために通院をすることになる．母親の心身にも負担がかかることが考えられる．父親は仕事があるため，D さんと共有できる時間がもちにくい分，母親が精神的な負担を抱える可能性がある．
・健康知覚―健康管理のアセスメントでも述べたが，摂食障害の原因のひとつに家族問題がある．現時点では，家族関係や D さんの対人関係能力，人間関係パターンに関する情報が十分とはいえないため，家族を見守っていく必要がある．

9. セクシュアリティ―生殖

・自己の性に対する受容と認識
「生理が不規則になって，いつのまにか止まっていました」
・月経
初経 13 歳
高校生までは規則的 28 日周期
大学に入学してから不規則

・D さんの場合，初経は 13 歳で，月経は順調にあったが体重が落ちはじめ，ダイエットを意識したころから月経不順となり，止まってしまった．現在体脂肪率は 20% をきっている．
・月経は体重が正常域に戻るに従い再開しうるが，健康的な体重に回復した後も 12 カ月は再開しないことや，体脂肪が回復したとしても，抑うつ状態が続くと月経が再開しないことがある．このことから BMI を正常域に回復する必要がある．

ワンポイント　アドバイス

無月経には，原発性と二次性の 2 つの型がある．原発性無月経は，16 歳になっても初経が認められない，もしくは 14 歳で正常な二次性徴の徴候がないことと定義されている．二次性無月経は，3 カ月間の規則的な周期の出血の既往，もしくは 6 カ月間の規則的ではない月経の既往がある．また，BMI，カロリー摂取量，運動量は月経不順と強く関係する．体脂肪率が 20% を下回ると無月経になる[5]．

10. コーピング―ストレス耐性	
・ストレスに感じる出来事： 大学で英語力が追いつかない ・入院または病気に関する心配事： 「体重が増えると，変な目でみられるから40 kg以上にはなりなくない．退院の条件が43 kgなので，40 kgを超えたときにどうなるかわからない」 「ひと口食べたら太りそう」 ・ストレスによって生じやすい心身の反応： 部屋でひとりになってこもる． ・孤立：大学に入ってからも，はじめのうちは話しかけられたら普通に返答していた． からだの心配をするような声かけをもらうようになってから人を避けるようになった． ・自殺念慮：なし	・小学生のときに男子にからかわれた体験をしながらも，一方で勉強をがんばったことで，認めてもらえる機会もあった．中学・高校においても，真面目に勉強に取り組み，クラス委員といった責任あることにも取り組むことで自己を保っていたと考えられる． ・大学に入学後，周囲と自身の語学力の差を感じ，追いつこうと努力をしていた．焦りなども感じ，ストレスは増していたと考えられる．ストレスや生活スタイルが変わったことなどにより，ダイエットを意識する前から体重は落ちはじめていた．がんばりだけでは通用しない現実に直面しているさなか，痩せはじめた身体変化に周囲が関心をもち，失いかけていた自信を取り戻すきっかけになったと考えられる．そのため，自身の体形を維持したい，さらによくしたいという気持ちが生じ，ダイエットを開始した．もともと真面目で一生懸命なタイプなため，確実に体重が減少したと考えられる．体重を40 kg以上にすることに恐れを感じており，英語力が追いつかない劣等感を，ダイエットに成功することで自信に変えようとしていることから，防衛機制の補償を用いながら自己を保っていたと考えられる．

11. 価値―信念	
・自分が望むような生きかたができているか これまでがんばれば希望はかなっていた． ・人生で達成したいこと（目標） 早く退院して大学に戻りたい．遅れを取り戻し，ちゃんと大学を卒業して翻訳家として働きたい． ・信仰している宗教：なし	・病気などの大きなできごとは，何を人生の目標とするのか，何に重きをおくのかなどを考え直す時間ときっかけを人に与える．Dさんの価値観を尊重しつつ，Dさんが今後も自分を認めていけるような考えかた，柔軟さがもてるようにかかわることが必要と考えられる．

看護診断リスト

#1 非効果的コーピング

>> この看護診断が導かれた理由

Dさんはからだを動かすことを好み，時間があればエクササイズを行い，一見健康的な生活スタイルである．しかし，活動に必要な体力が備わっていないなかで運動を続けており，からだへの負担があると考えられる．走ろうと思っても走れないほどに体力が落ちている．そのうえDさんは，痩せていることの自覚はなく，ときどき立ちくらみがあるといった身体の変化を問題視せず，低体重の重大さを否認するゆがんだ認識をもっている．体力が落ちているにもかかわらず，本人には活動し続けたい欲求が強くあり，行動しようとするところは，〈自分への破壊的な行為〉ととらえられる．

大学に入学後，がんばりだけでは通用しない現実に直面しているさなか，痩せはじめた身体変化に周囲が関心をもち，失いかけていた自信を取り戻すきっかけになったと考えられる．もともと真面目で一生懸命なタイプなため，確実に体重が減少したと考えられる．そして英語力が追いつかない劣等感を，ダイエットに成功することで自信に変えようとしていることから〈問題解決不足〉であり，〈自分への破壊的な行為〉ととらえられる．また，大学に入ってからも，はじめのうちは話しかけられたら返答していたが，からだの心配をするような声掛けをもらうようになってからは人を避けるようになったことは，〈コミュニケーションパターンの変化〉を認めていると考えられる．

Dさんから，疲労感があるという発言はなかったが，走ろうと思ってもからだが動かないという状況は〈倦怠感〉の状況であるととらえられた．

>> 診断指標

自分への破壊的な行為
問題解決不足
コミュニケーションパターンの変化
倦怠感

#2 栄養摂取消費バランス異常：必要量以下

>> この看護診断が導かれた理由

Dさんは大学に入ってからは，炭水化物やカロリーの摂取を控えているため，栄養バランスも悪く，カロリー摂取量が不足した食生活を続けたことによって低体重となり，BMIは14.2と「痩せ」の域になった．検査の値からも低栄養による身体への影響が現れ，そのひとつとして，ダイエットを意識したころから月経が不順となり，現在は止まっている．

さらに，「体重が少ないと言うけど，わたしくらいの人はたくさんいる．「40 kgは超えたくない」や「ひと口食べたら太りそう」といった発言から〈食物嫌悪〉があり，カロリーの低い食事を選択するといった〈必要栄養量についての知識不足〉といえる．また，治療食を開始したことで，これまでの食事から急に栄養を多く摂取することになる．急激な栄養投与は，血管内から細胞内に糖や電解質などが急激に移行するため，電解質のバランスが崩れる可能性がある．したがって，適切な栄養がとれるような働きかけが必要である．

>> 診断指標

体重が年齢・性別理想体重の範囲を下回る

>> 関連因子

食物嫌悪

必要栄養量についての知識不足

#3 自尊感情慢性的低下

>> この看護診断が導かれた理由

Dさんの小学生時代に男子からからかわれたといういやな体験は，〈衝撃的な状況に遭遇した人〉と考えられる．そのためDさんは勉強を一生懸命して負けないようにがんばってきた．がんばれば認めてくれる人がいた体験もあり，大学に入る前までは満足感があったため，状況に対処できていた．

しかし，大学には海外留学経験者や帰国子女がいたため，Dさんは語学力の差を感じ，必死に追いつこうと語学学校にも通いはじめ，深夜まで勉強をすることが続いた．成績はよかったが，「まだまだ自分はだめ」と否定ばかりしており，〈状況への対処能力を過少評価し〉，成績をほめられても，〈肯定的フィードバックに対する拒絶〉がある．そして，家族から無理しないように言われても，「全然足りない，ちゃんとやっていかないと」と言って，勉強をしていた．「体重が思うように減らない，どうしてこんなことができないのだろう」「どうせ何をやってもだめ，うまくいかない」といった〈自己否定的発言〉がある．

急に自分は何もできないという気持ちになり，不安を感じるようになった．がんばっても成果が上がらず，絶望的になっている．ダイエットにより，痩せはじめた身体変化に周囲が関心をもち，失いかけていた自信を取り戻すきっかけになったと考えられる．

>> 診断指標

状況への対処能力を過少評価する

肯定的フィードバックに対する拒絶

自己否定的発言

>> ハイリスク群

衝撃的な状況に遭遇した人

#4 便秘

>> この看護診断が導かれた理由

Dさんは，高校までは3食，規則的に食事を摂取していたが，大学に入りダイエットを意識したころから，1日2食で炭水化物を控えていた．1日の食事の種類と摂取量は，朝は栄養補助食品200 kcal，昼は小さなおにぎり1個，夕食は米飯は食べず，家族と同じ食事からカロリーの低い野菜，こんにゃく，きのこ，海藻類を選択したり，カロリーがわかるものを選択して摂取していた．このように〈修正可能な因子についての知識不足〉，〈食物繊維の摂取不足〉が考えられ，検査値からも脱水症の可能性があることから便秘になりやすい状況である．

Dさんは，1日の食事摂取量の減少から，食物繊維摂取量の減少や水分摂取量の減少が影響し，排便コントロールは十分とはいえない．〈週3回未満の排便〉，〈硬い便〉である．

>> 診断指標

週3回未満の排便

硬い便

>> 関連因子

修正可能な因子についての知識不足

食物繊維の摂取不足

水分摂取不足

#5 家族機能促進準備状態

>> この看護診断が導かれた理由

思春期に発症する場合の原因のひとつに家族問題がある．家族に関する情報が「娘の健康を考慮し水泳教室に通わせていた」と，両親が健康管理に多少は関心があるととらえることができる程度である．現時点の情報では家族関係において問題が実在していると判断できるだけの情報はない．むしろ，入院に対するDさんの両親の考えかたとして，「とにかくよくなってほしい．どうしたらよかったのか，そしてこれからどうしていけばいいのか，考えていきたい」と〈変化への家族の適応強化への願望を示し〉ている．

現時点でこの看護診断ラベルをあげたが，Dさんの家族関係に関する情報は十分とはいえないため，家族関係にも目を向けていく必要がある．

>> 診断指標

変化への家族の適応強化への願望を示す

Dさんの関連図（＃２　栄養摂取バランス異常：必要量以下に関して）

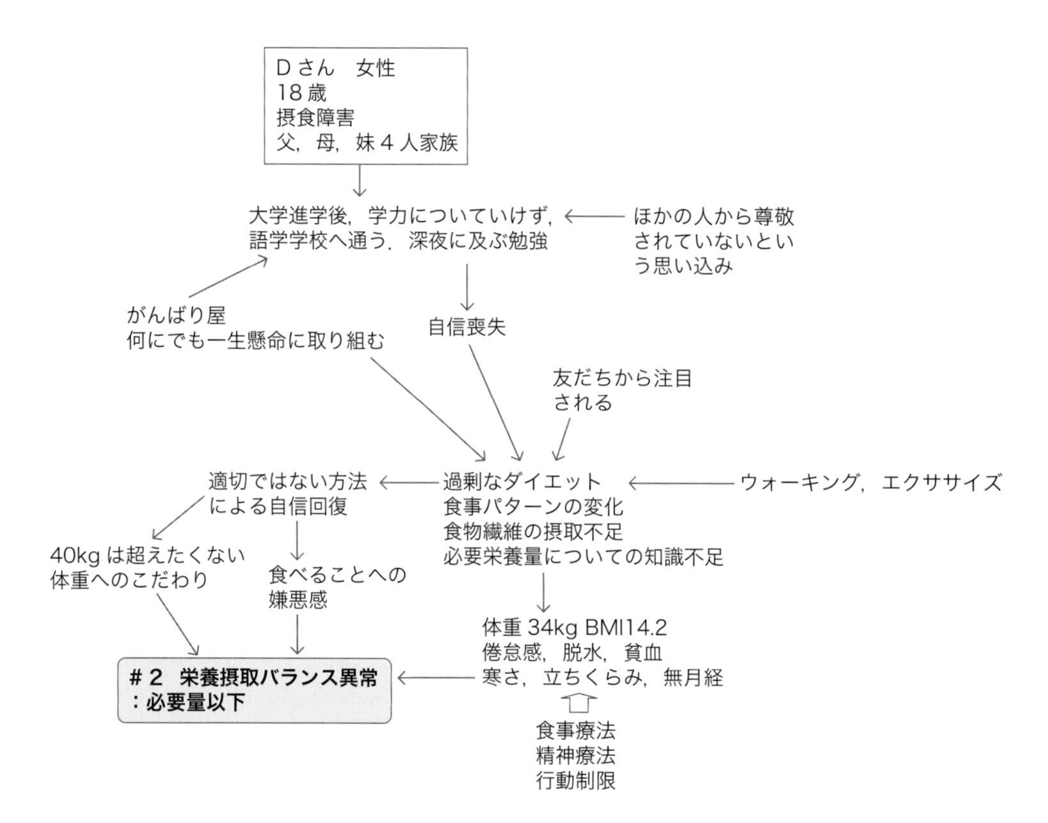

看護介入（＃２　栄養摂取消費バランス異常：必要量以下に関して）

月日	看護診断	長期目標	短期目標（期待される結果）	具体的な方法
	＃２　栄養摂取バランス異常：必要量以下	Dさんの活動と代謝に適した栄養所要量を毎日摂取する．食事を媒介としないストレス対処方法がもてる．	・指示された食事を摂取する ・行動化する前に助けを求められる	【OP】 ①栄養状態の低下を示す徴候の有無，程度 ・食事摂取量 ・食欲 ・食行動 配膳時の状況，食事摂取状況，食後の行動（自己誘発嘔吐や過活動），部屋やベッド周囲のごみの状況 ・随伴症状 徐脈，低体温，低血圧，皮膚の乾燥，脱水状態，浮腫，倦怠感，便秘，不眠，うつ状態，注意力散漫，判断力低下 ・検査データ 栄養状態，腎機能，肝機能，糖代謝，電解質 ・一般データ 外観，筋肉量，皮下脂肪の付き具合，毛髪，皮膚，爪，身長，体重，体脂肪率，口腔，歯牙など

（つづく）

				②栄養状態への本人や家族の反応，病識 ・栄養に関する知識 ・食事，体重へのこだわり ・体重増加への嫌悪感，恐怖行動 ・無月経への反応 ③活動量 ・ADL の程度 ・活動の種類と頻度 ・食事時間以外の過ごしかた 【TP】 ①食事環境を整える ・落ち着いて食事ができるよう，ほかの患者や面会者と一緒に食事をしない配慮をする ・食事中，食後に付き添う際，緊張を与えないようにする ②体重測定の実施 ・毎朝，朝食前に測定する（同一条件にするため体重計も同じものを使用し，ポケットに重たい物を入れていないか，水分を多く摂取していないか，トイレを我慢していないかなど確認する） ③治療的人間関係を築き，かかわる ・「食べるのが怖い」「太りたくない」などの食事摂取に対する不安や恐怖，食後の罪悪感といった感情を抱えている場合には，統一したかかわりとともに思いを受け止める姿勢でかかわる ・D さんが治療に対して拒否的な態度をとっても非難しない ・回復すること，そのためにいつでも協力することを伝える． ・逸脱した摂食行動の原因を言語化できるよう促す． ・治療経過中で身体変化が出現することもあるが，栄養状態の改善により消失することを伝える． 【EP】 ①適切な栄養摂取と不適切な栄養摂取が心身に与える影響について説明する． ②治療を中止したくなったら，安全を守るために，行動化する前に必ず相談をしてほしいことを伝える． ③食事を媒介としないストレス対処法について話し合い，ストレス対処のスキルを獲得する． ④家族への教育的なかかわり ・D さんの状態は，叱咤激励よりも生命維持から安全を第一にかかわる時期であるため，見守るための視点を説明する． ・治療過程のなかで体重増加に耐えられない苦痛や不安から攻撃的態度となる場合もあることを説明する． ・D さんへのかかわりかたについて一緒に考え，対応方法を見出す．

Dさんの統合関連図

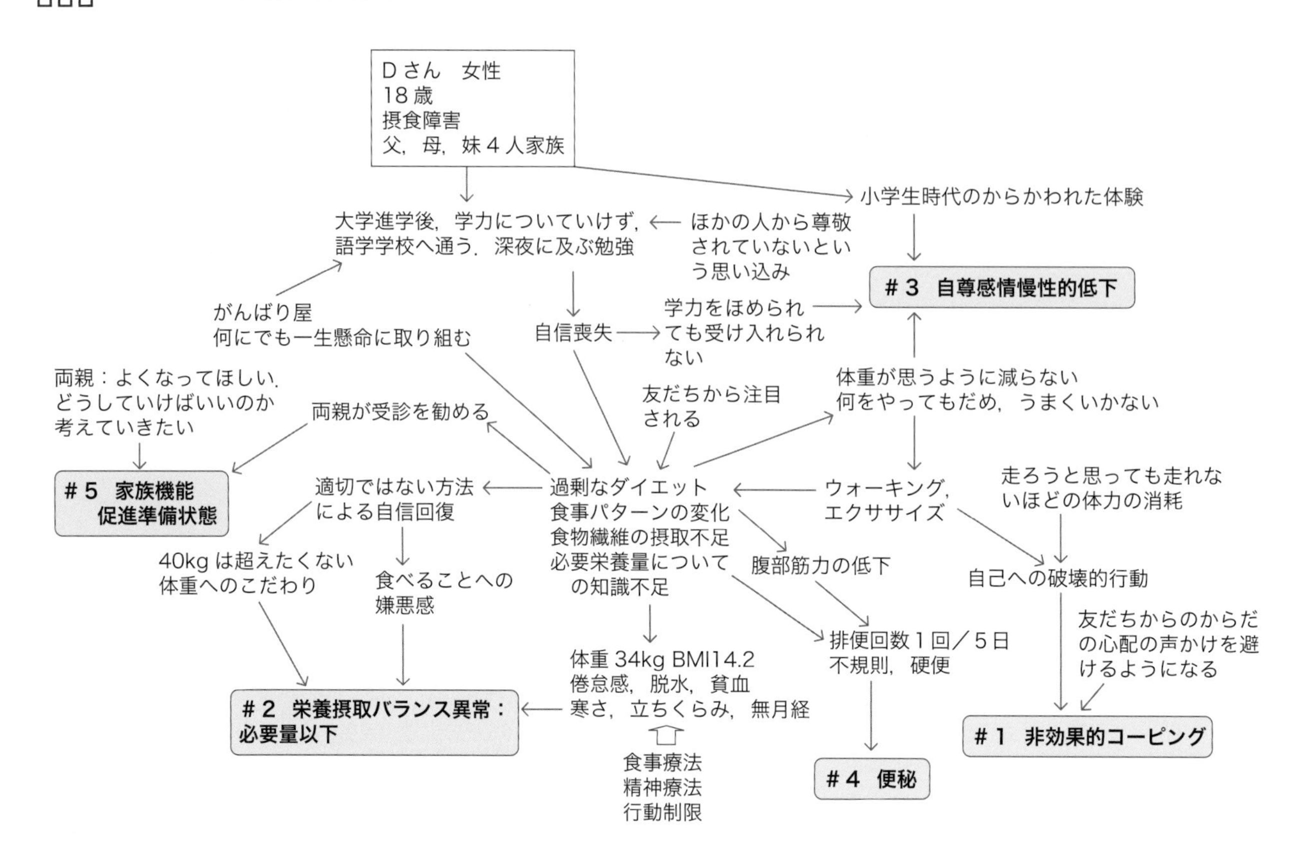

本事例のポイント

Dさんは低栄養により全身に影響が現れているため，食事療法や行動制限といった治療を開始したが，自身は危機感をもっていない．そのため，全身管理や確実な栄養補給が重要となる．また，入院には同意をしたが体重増加には抵抗感があるため，身体の変化に伴い心も動揺しやすい．そういったからだとこころの変化をとらえ，かかわることが大切となる．

本症例では，Dさんは初回入院で急性期の時期である．医療者との信頼関係が確立していないなかで，家族の実情やそれに対するDさんや家族の思いをとらえることは困難である．摂食障害の原因のひとつに家族関係があげられることが多いが，だからといって家族関係に問題があると決めてかかった視点ではなく，得た情報をもとに，関係性を見守りながらアセスメントを随時行うことが大切である．

〈文　献〉

1）日本摂食障害学会：摂食障害治療ガイドライン．医学書院，2012，p.17.
2）上島国利，渡辺雅幸，榊　惠子：ナースの精神医学．第３版．中外医学社，2011，p.108.
3）西園　文：摂食障害　心と身体のケア　アドバイスブック．精神看護出版，2005，p.50.
4）Touyz, S.W., Polivy, J. et al.：Eating Disorders.／切池信夫訳：エビデンス・ベイスト心理療法シリーズ９　摂食障害．金剛出版，2011，p.48.
5）Birmingham, C.L., Treasure, J. et al.：Medical Management of Eating Disorders. 2nd ed.／太田大輔訳：摂食障害の身体治療チーム医療の実践を目指して．南山堂，2011，p.210.
6）T. ヘザー・ハードマン，上鶴重美・他編：NANDA－Ⅰ看護診断　定義と分類 2021～2023．原書第12版，医学書院，2021.
7）西園マーハ　文：摂食障害のセルフヘルプ援助　患者の力を生かすアプローチ．医学書院，2010.
8）鈴木眞理：Primary care note　摂食障害．日本医事新報社，2008.
9）渡辺久子，徳村光昭：思春期やせ症の診断と治療ガイド．文光堂，2005.

COLUMN

家族支援

摂食障害の原因は複合的な要因からおこる．しかし，精神疾患は家族や育てかたに原因があるといった誤った認識で家族が責められることがある．「摂食障害の家族は過保護」というような記述があるが，このような特徴には病気になった結果としての家族の変化も含まれていて，摂食障害が発生していない家族のなかにも過保護な家庭は珍しくない．

統合失調症の家族研究では，原因として家族ではなく「病気の経過」に対する家族の影響が重視されるようになってきている[1)]．摂食障害の場合においても，家族関係や家族環境の安定は患者にとって回復に向けた資源のひとつであり，家族は，患者の症状によって消耗し，メンタルヘルスを害している場合もあるため家族支援は重要になる．

摂食障害のなかでも特に若年の神経性やせ症の患者に対しては，家族への介入の有効性があり，家族支援や家族療法は推奨されている[2)]．そのため，看護の際には親の自責感に留意して家族の責任でないこと，家族の協力が必要であることを伝えることは重要である．そして，症状のメカニズム，症状の背景にある患者の心理，治療や回復までの見通しなどの情報提供を行い，摂食障害を外在化し患者と分けて考える対応，話の聞きかたや伝えかたのスキルなど心理教育が必要になる．治療における家族の役割を明確にすることとともに，家族自身が問題を解決できるようなエンパワーメントの視点も欠かせない．

〈文　献〉
1）西園　文：摂食障害　心と身体のケアアドバイスブック．精神看護出版，2005，p105
2）日本摂食障害学会 監修，「摂食障害治療ガイドライン」作成委員会 編：摂食障害治療ガイドライン．医学書院，2012.

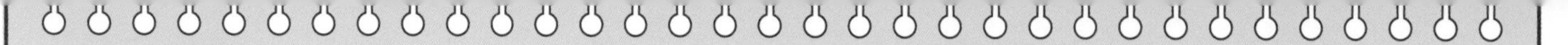

事例7 アルツハイマー型認知症をもつ人の看護過程（急性期〜退院に向けた場面）

Eさんの紹介

Aさんは83歳の男性．76歳の妻と夫婦2人で生活をしていた．48歳の長男は結婚して他県で生活している．42歳の長女は同じ町内会で近くに住んでいる．Aさんは大学卒業後より建設会社に入社し，28歳で独立し建設会社の社長として従業員をまとめていた．

残業が続いたり，地方に出張などしたりしながら，70歳まで働いていた．一線を退いてからは，時々，もの忘れをしたり，同じことを繰り返し話していたりしても，妻は年齢によるものととらえていた．80歳を過ぎた頃より朝食後，「まだ，朝ご飯を食べていない．早く準備しろ」と言うことが多くなった．

今まででで自分のことはできていたのに，最近は一日中ゴロゴロと過ごすことが多くなった．妻が「掃除をするから，起きて」と言うと突然怒り出し，「あるじに向かって言う言葉か」と手を上げてくるようになった．妻は長男や長女に相談し，精神科を受診するとアルツハイマー型認知症と診断され，精査目的と家族のレスパイト目的のために入院となった．

Eさんに関する情報

■入院時のEさんの身体に関する情報

- 身長175 cm，体重60 kg.
- 血圧154/90 mmHg，呼吸22回/分，脈拍80回/分，不整脈なし，体温36.8℃.
- 記憶障害，失見当識，自発性の低下，料理ができないなどの遂行機能障害，理解力・判断力の低下，感情コントロールの低下により時に易怒的になり暴言がある．既往歴に高血圧症.
- 血液検査：TP 6.80 g/dL，GOT 35 u/L，GPT 45/u/L，ALP 20/u/L，γ-GTP 60 u/L，Alb 3.3 g/dL，Hb 14.5 g/dL，Ht 60 g/dL，Glu 128 mg/dL，HbA1c 6.0%，K 2.0 mEq/L，Fe 250 μg/dL，Na 136 Eg/L，Cl 120 Eg/L.
- MRIで海馬を含む側頭葉内側の萎縮と側脳室下角の拡大．SPECT検査で側頭葉と頭頂葉で脳血流の低下があった.

■入院時のEさんの生活に関する情報

- 出生発達に問題ない．Eさんは幼少時から野球などのスポーツ好きだった．健康に対する意識が高く，たまに感冒で熱を出すことはあったが，大きな病気をしたことはなかった．高校まで公立の学校に進み，朝の新聞配達で規則正しい生活を送っていた．努力家で弟や妹の面倒もよくみていた．大学は「自分で家を建てたい」と建築学科をめざし，大学卒業後，1級建築士の資格を取得した．結婚後は週末は野外キャンプで料理担当だった.
- 食事：80歳を過ぎた頃から，寝てばかりとなり80 kgあった体重が，60 kgとなった.
- 排泄：排便1回/日，排尿6〜7回/日.
- 清潔：風呂好きで毎日入浴していたが，1回/2日．身なりは整えられている.
- 活動：家から出ることが少なくなった.
- 睡眠：6時間/日．寝れないときは眠剤を飲む.
- 喫煙：70歳まで1箱/日を吸っていたが，やめた.
- 本人：「自分はどこも悪くない．妻が食事をつくってくれない．朝ご飯も食べていない」

Eさんのアセスメントから結論まで

アセスメント項目とEさんの情報	Eさんのアセスメント
1．健康知覚―健康管理	
1）健康状態の認識 ・血圧の薬は飲んでいたが，ほかの疾患はない．健康に気を使い，毎年健康診断を行っていた． ・最近は一日中ゴロゴロと過ごすことが多くなった．妻が「掃除をするから起きて」と言うと突然怒り出し「あるじに向かって言う言葉か」と手を上げてくるようになった． 2）健康上の目標・見込み ・医師からの説明：「アルツハイマー型認知症です．食事も食べられていないので，入院して症状の改善をしていきましょう」 Eさん：「だまされてここにきました．わたしはどこも悪くないです」 家族のとらえかた：「日増しに暴言がひどくなって…．ご飯を食べたばかりなのに，食べてないと怒り出します．元のやさしい主人になってくれないと家では面倒をみることができません」 「わたしも76歳になり，体力的にも精神的にも主人と生活していけるか心配です．老後は主人とゆっくり生活したかったのに」 最近，小柄な妻は，腰痛がひどくなり，体格のよい夫の介護に不安を感じていた．	・数年前からもの忘れがはじまっていたが，家族は加齢によるものと思っていた．その後，「食事を食べていない」など同じことを繰り返して言うようになり，妻は認知症かもしれないと子どもたちに相談していた． ・年齢が進むにつれて，妻が「掃除をするから起きて」と言うと突然怒り出し，「あるじに向かって言う言葉か」と手を上げてくるようになった．妻は疲労を感じるようになった．最近は，高齢化社会になり核家族化も進み，老老介護が増えてきており，Eさんも妻との2人暮らしをしていた．妻は介護に疲れており，休息が必要となった． **ワンポイント　アドバイス** **2015年に，厚生労働省は2025年には65歳以上の認知症の人が約700万人（5人に1人）になるという推計値を発表した[1]．** **認知症になると，身体や認知機能の変化に戸惑いながら，自分はどう対処しどう生きようとしているのか，できることは何かを見出しながら生活していくことが必要である[1]．** ・Eさんは身近にいる妻が自分のことをよくわかっているので，もの忘れなどが増え，今までの自分ではないことに気づけていた．しかし，認めたくなく，妻にできていないことをばかにされているような感覚があり，暴言や手を上げるようになってきたと考えられる． ・妻は，Eさんが会社を立ち上げてから常に夫を支えてきたが，自らも加齢に伴い身体機能の低下を感じるようになってきた． 70歳を過ぎた頃より，ゆっくり老後を過ごしたいと考えていた． 妻は腰痛をもっており，今後，夫の要介護度が進むと自宅での介護はむずかしいと感じているので，社会資源の活用が必要である．
2．栄養―代謝	
1）栄養状態 ・身長175 cm，体重60 kg． ・入院時食事量は1/4摂取． 2）代謝 ・TP 6.80 g/dL，GOT 35 u/L，GPT 45/u/L，ALP 20/u/L，γ-GTP 60 u/L，Alb 3.3 g/dL，Hb 14.5 g/dL，Ht 60 g/dL，Glu 128 mg/dL，HbA1c 6.0%	・栄養状態には問題がないが，食事量が減少したことによって体重も減っている．入院し環境の変化から，食欲は低下していると考えられるが，行動・心理症状（BPSD）の暴言・暴力が回復すれば食事がきちんと摂取できるようになると思われる．食事摂取量や状態観察は継続して行っていく必要がある． ・検査結果はGOT 35 u/L，GPT 45/u/L，ALP 20/u/L，γ-GTP 60 u/Lで異常はみられない．高血圧症があるので観察を行い，高コレステロールや脂質異常症などに注意が必要である．

アセスメント項目とEさんの情報	Eさんのアセスメント
3）皮膚機能 ・K 2.0 mEq/L，Fe 250 μg/dL，Na 136 Eg/L，Cl 120 Eg/L	
3．排泄	
1）排便 ・排便1回/日 ・便秘時：酸化マグネシウム原末「マルイシ」0.67 g 2）排尿 ・排尿6～7回/日	・排便は便秘などもなく特に問題ない．下剤を時々使用し，毎日1回排便がある．電解質は問題ない． ・入院による活動の低下で腸の蠕動運動の低下にて便秘になりやすい．現在，下剤にて排便のコントロールができているが，排便の有無や腸の蠕動運動の観察は必要である．
4．活動—運動	
1）運動/エネルギー ・現在，活動低下はない 2）日常生活活動 ・病棟のスケジュールに沿って行動できている． 3）レクリエーション/レジャー ・Eさんはからだを動かすことが好きで，病棟でのラジオ体操に参加している．ふらつきなし． ・小学校から野球に興味があり，草野球をしていた．中学・高校では野球部であったが，大学入試に向けて退部した．仕事が多忙になっても自宅での筋肉トレーニングは行っていた．	・ADLは自立しており日常生活上に支障がないので問題はない．失禁はなく，看護師に「トイレに行きたい」と伝え，見守りでトイレまで歩行できている． ・ラジオ体操もふらつきなく行うことができている． ・アルツハイマー型認知症は軽度であれば，生活に支障はないが，ゆるやかに同じことを言うのを繰り返すうちに，言葉（名前，言いたいこと）がすぐに出てこないことなどから徐々に行動ができなくなり，いずれ歩行困難で介助を必要とする．Eさんは，まだラジオ体操をふらつくことなくできているが，立位バランスなどの観察は必要である． ・入浴時など衣服の着脱はまだできているが，浴室は床が濡れているので見守りや一部介助を必要とするのかの状態を判断しながら転倒しないように注意していく． **ワンポイント　アドバイス** **アルツハイマー型認知症は大脳皮質や海馬を中心に神経細胞の外側にアミロイド（老人斑），内側に神経原線維変化という異常なたんぱく質がたまる．これにより脳の神経細胞が減るなどして脳の萎縮を引きおこす．歩行困難や寝たきりに移行するまで，平均7～8年といわれている[2)]．**
5．睡眠—休息	
1）睡眠 ・現在，時々眠剤を内服し7時間寝ている． ・妻の面会のあった日の夕方から不穏になり，寝つきが悪い． 2）休息/リラクゼーション ・日中はホールで過ごしている．院内散歩に時々行っている． ・訴え時：マイスリー® 10 mg（就寝前）	・入院後は寝つきが悪く，眠剤を内服し，7時間の睡眠時間は得られている．昼夜逆転はいまのところみられていない． ・認知症では，日中は穏やかに過ごすことがある．日が暮れる夕方になると自宅に帰れないという思いから不穏になると考えられる．病棟内OTや院内散歩を継続し，夜間良眠できる環境を整える必要がある． ・入院してからも睡眠と活動のバランスはとれていると考えられる．

アセスメント項目とEさんの情報	Eさんのアセスメント
6. 認知―知覚	
1）感覚・知覚機能 ・「だまして入院させたな．わたしは認知症ではない．ここの人たちとは違う」と看護師に訴えている． 2）疼痛 ・特にない． 3）認知機能 ・認知の低下は認められる． ・食直後に，「ご飯はまだか」ということが多くなった． ・ジプレキサ 2.5 mg×3（朝昼夕），ドネペジル塩酸塩 OD 錠「明治」3 mg ×3（朝昼夕）	・入院後の病棟のスケジュールには従っている． ・時々，イライラすることはあるが，他患とのトラブルはない． ・認知機能もある程度保たれているので，重度の認知症患者を見て，納得いかないことを看護師に伝えることができている．Eさんは，現実を受け入れるには時間が必要なので，本人の思いを傾聴しながら，自尊心を傷つけないようにかかわる必要がある． **ワンポイント アドバイス** **普通，人は自分のスケジュールを立て，時間の流れを“線”で生きることができる．しかし，認知症があると，見当識障害によって時間がわからず，次にすることが思い当たらない．つまり，時間の流れを“点”で生きることになる．これにより，先のことがわからなくて不安になりやすい．段取りを立てられないため，過去から未来へとつながらない[2)]．**
7. 自己知覚―自己概念	
1）自己知覚 ・からだは健康なのに「検査をするからと」と入院させられた． 2）自己に対する感覚 ・「自分は病気ではない．やや体力は落ちたなぁ．若いころとは違う」と妻に話していた． ・入院後２週間目に，主治医より「穏やかな状態が続けば，いま飲んでいる薬を減らす予定です」と薬剤調整中であることをEさん，妻，長男，長女に説明があった．	・Eさんは身体面ではどことなく体力の低下に気づけている．ただ，年齢によるものと考えている一方，健康に気を遣って生活しており，認知症とは思いたくない感情が生じている可能性がある． ・Eさんが混乱しないように落ち着ける時間をつくったり，ADLを低下させないかかわりをしたり，BPSDが現れても冷静に対応したりするなどEさんの言動や表情を観察する必要がある．
8. 役割―関係	
1）家族の役割と責任 ・妻と二人暮らしのため老老介護となっている． ・長女は近くに住んでいるが，結婚しており２人の子ども（13歳中学生，19歳大学生）と夫の４人家族である．日中は働いているため「父親の介護は難しい」と言っている．	・長男が他県にいること，長女は日中働いているため父親の介護はできない状況である．妻は老老介護に疲れているが，夫を介護しないとと思う気持ちがあり気が休まることがなかった． **ワンポイント アドバイス** **認知症施策推進総合戦略（新オレンジプラン）は「認知症の人の意思が尊重され，できるかぎり住み慣れた地域のよい環境で自分らしく暮らし続けることができる社会を実現する」ことを基本としている．介護する家族の暮らしを支援する必要がある．**

アセスメント項目とEさんの情報	Eさんのアセスメント
2）職業上の役割と責任 ・仕事はしていない. 3）社会的役割と責任 ・8年前は町内会会長であったが，現在は体力が低下し，参加はしていない. ・入院1カ月（4週間目）後，自宅退院ができないので，多職種カンファレンス予定. ・長男，長女に多職種カンファレンスの話し合いに参加できるかどうか問い合わせをする予定.	**ワンポイント　アドバイス** 認知症の介護家族が求める家族支援のありかたの報告書には，介護者が「つらい」「苦しい」「悲しい」と感じることの内容として，「本人の病状や症状から感じるつらさ，悲しさ」「介護すること自体から生じるつらさ」「介護者個々の条件により感じ方が異なるつらさ」「環境によって生じるつらさ」「地域や家族との関係から生じるつらさ」「差別・偏見から生じるつらさ，悲しさ」「専門職との関係を含め，サービス利用に伴い生じるつらさ」「制度や経済上の制限から生じるつらさ」がある．例として，「時間の拘束や介護の重圧などから気が休まらない」「ついつい声を荒げてしまう自責」「自宅介護できない自己嫌悪」「介護がもう限界と言えないつらさで心身のバランスを崩す」「夕方になると徘徊するなど認知症によるさまざまな症状への対応」「日常生活の介護による負担にて疲労が蓄積」「親が子ども扱いされる病院や施設での心ない対応などで傷つけらる」などがある．看護者は家族が抱える苦悩を知ること，知ろうとすることが必要である[3)].
9．性―生殖	
1）生殖・性に対する満足や不満足 ・結婚し，2人の子どもがいる. ・妻と2人暮らし.	・男性．27歳で結婚し，2人の子どもは現在48歳と42歳．性に対する問題は特にない.
10．コーピング―ストレス耐性	
1）コーピングメカニズム ・若いころは野球，筋肉トレーニングをしてストレス解消をしていた. 2）コーピングの効果 ・穏やかな性格で他者とのトラブルはない. 3）ストレスに対する耐性 ・「病気ではないのに入院させられている」	・健康に対しては率先して運動をすることで大きな病気もしていなかった．穏やかな性格で他者とのトラブルがなく，不安やストレスは自分で解決していた．自分の弱さを他者に見せることなく建設会社の社長として仕事にがんばってきたと考えられる．仕事の第一線から退いてからは，妻との時間も増えたが，忙しく働いていたころに比べ急に活動は減っていきストレスも感じなくなっていった可能性もある．アルツハイマー型認知症との診断にショックを受け，受け入れられていない．Eさんの思いを聴く必要がある.
11．価値―信念	
1）価値観・信念・欲望（人生・健康について），魂（精神性） ・特定の宗教はない. ・妻とは今後も生活していきたい.	・妻との生活を望んでおり，今後について考えることはできている．この強みを生かしてて，さらにできることを見出せるようにかかわる必要がある．Eさんの人生を意味あるものにするために大切にしていることを支援する必要がある.

看護診断リスト

#1 慢性混乱

>> この看護診断が導かれた理由・根拠

・アルツハイマー型認知症で，食事をしたことを忘れたり，イライラして妻に暴力を振るったりしている．いままでできていたことができなくなり混乱している．認知症は脳の萎縮が改善することはないが，高齢なので進行が緩やかである．今後の家族との関係を維持していくためにもＥさんの思いを尊重しつつ，できていることは継続していく必要がある．

>> 診断指標

行動の著しい変化，人格の変化，短期記憶の変化

少なくとも１つ以上の日常活動ができない

>> 関連する状態

神経認知障害

精神障害

#2 スピリチュアルウエルビーイング促進準備状態

>> この看護診断が導かれた理由・根拠

入院させられたという思いはあるが，「妻とは今後も生活していきたい」と自分が今後どうなりたいかを言うことができている．

>> 診断指標

自らを癒やす力の強化への願望を示す

大切な人と交流強化への願望を示す

#3 介護者役割緊張

>> この看護診断が導かれた理由・根拠

妻は 76 歳で，高齢による体力的・精神的に夫との今後の生活に不安がある．妻の体調にも不安があり，レスパイトを必要としている．家族の意向をふまえ，退院後の生活について検討する必要がある．

>> 診断指標

今後のケア提供力について心配する

被介護者の施設入所の可能性について心配する

介護活動での機能不全の変化

緊張感

身体化

今後の被介護者の健康状態について心配する

>> 関連因子

問題行動

介護者のための息抜きの不足

支援不足

>> ハイリスク群

女性の介護者

パートナーにケアを提供している介護者

>> 関連する状態

認知機能障害

精神障害

Eさんの関連図（＃1　慢性混乱に関して）

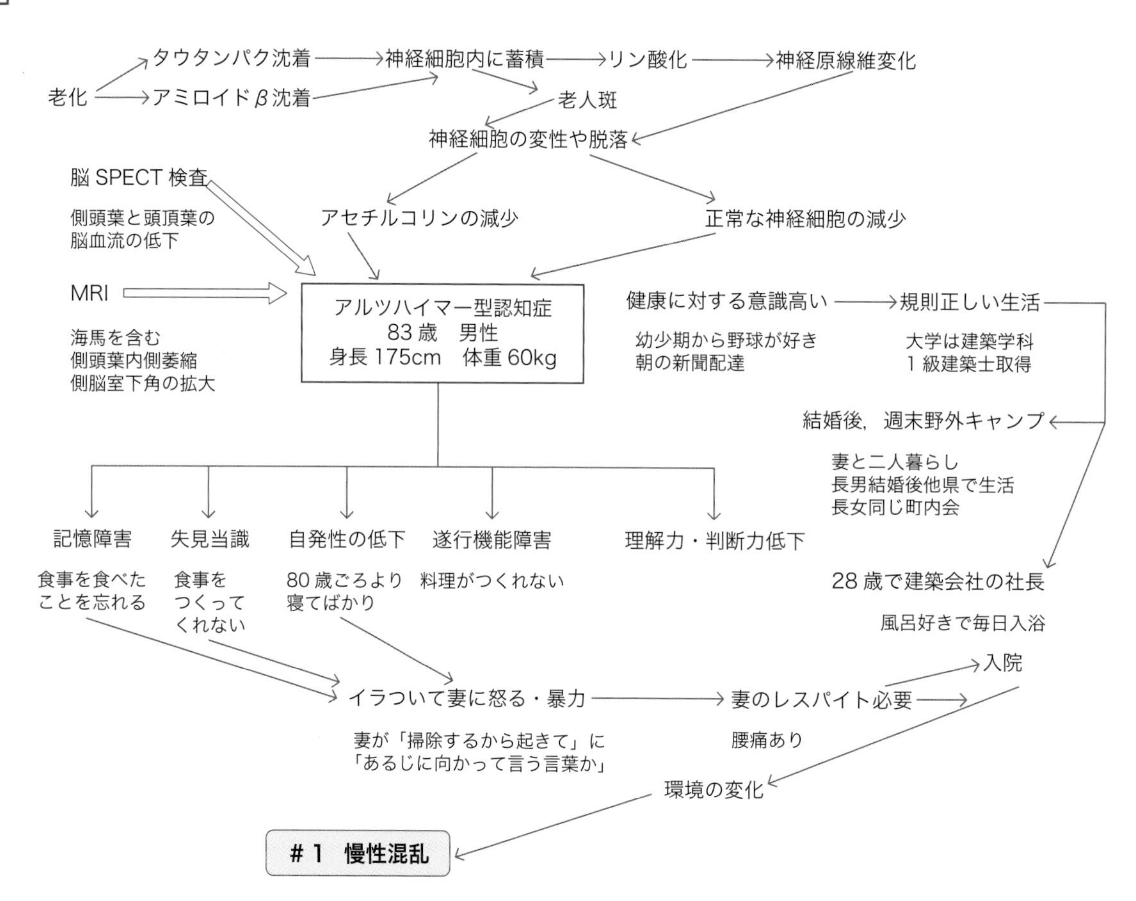

 看護介入（＃１　慢性混乱に関して）

月　日	看護診断	長期目標	短期目標 （期待される結果）	具体的な方法
	＃1 慢性混乱	治療の目的が理解でき，治療に専念できる	1. 混乱せず穏やかな表情が増える 2. 病棟の行事に参加できる	【OP】 （①～⑨検温時や訪室時に行う） ①バイタルサイン ②意識レベル ③失語，失行，失認，遂行機能障害（計画を立てる，料理ができないなど）の有無 ④過食・食欲の低下などの有無 ⑤せん妄の有無，無関心，イライラの有無，興奮・暴力の有無 ⑥不穏行動（徘徊，病室を間違えるなど）の有無，見当識障害（日付，曜日，時間，場所など）の有無，記憶障害の有無 ⑦精神症状（抑うつ，意欲低下，不安，漠然とした焦り，不眠，物とられ妄想など）の有無 ⑧食事摂取状況，栄養状態 ⑨脱水の有無 ⑩X線検査，心電図検査など（入院時，適宜必要時に行う） 【TP】 ①不安の軽減 ・患者と一定の距離を取りながら，チームで情報を共有する ・信頼関係が築けるように共感・傾聴する ・病棟OT，回想法などに参加することで，他患との時間を共有でき，長期記憶を呼び起こせるようにする ②患者の思いを聴き，今は休息の時期であることを一緒に考える ・何かがなくなったとの訴えに，「置き忘れたのかもしれないから探しに行きましょう」などと共感し，けっして否定しない ③今日の予定を紙に書いて渡す，時計をよく見えるところに置くなど次に何を行うのかを伝える ・「その時になったら声をかけます」「また説明します」と不安を軽減する ④転倒予防 ・不必要な刺激を避け休息（安静の必要性）できる環境を整える ⑤清潔の保持 ・入浴・整容などの拒否時に無理強いはしないが，まず声かけをして，患者に寄り添い，入浴時は立位バランスを観察しながら背部などの介助を行う 【EP】 ①不安なことがあれば遠慮せずに言うように説明する ②症状が落ち着いたら疾患の知識が理解できるように説明をする

Eさんの関連図（＃2　スピリチュアルウエルビーイング促進準備状態に関して）

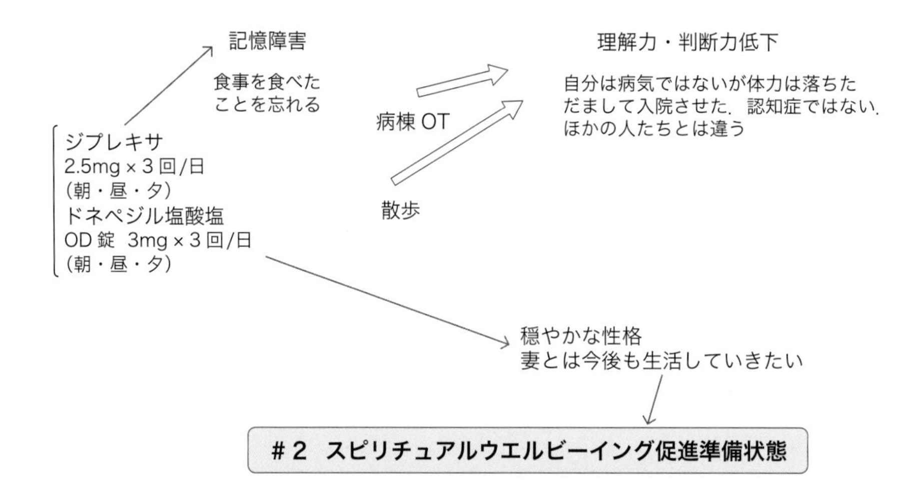

看護介入（＃2　スピリチュアルウエルビーイング促進準備状態に関して）

月　日	看護診断	長期目標	短期目標（期待される結果）	具体的な方法
	＃2 スピリチュアルウエルビーイング促進準備状態	退院後の生活がイメージできる	できていることを強みとして理解する	【OP】 ①バイタルサイン（検温時） ②意識レベル，意識障害の有無 ③食事摂取量，食欲の有無 ④排便状態（性状，回数，便秘の有無），腹部膨満の有無と程度 ⑤精神安定薬の使用の有無 ⑥検査データ 電解質（Na，K，Ca），腎機能（BUN，Cr），末血（RBC，Ht，Hb） ⑦脳のMRI，胸部X線ほか 【TP】 ①安静が維持できるように季節感のある絵などを張り，環境を整える ②排便コントロールをする．必要時には医師の指示のもと下剤の投与を行う ③認知・意識レベルの変化があれば迅速に医師に報告する 【EP】 ①体調に変化があったり気分が悪かったりするときはナースコールをするように説明する

Eさんの関連図（＃３　介護者役割緊張に関して）

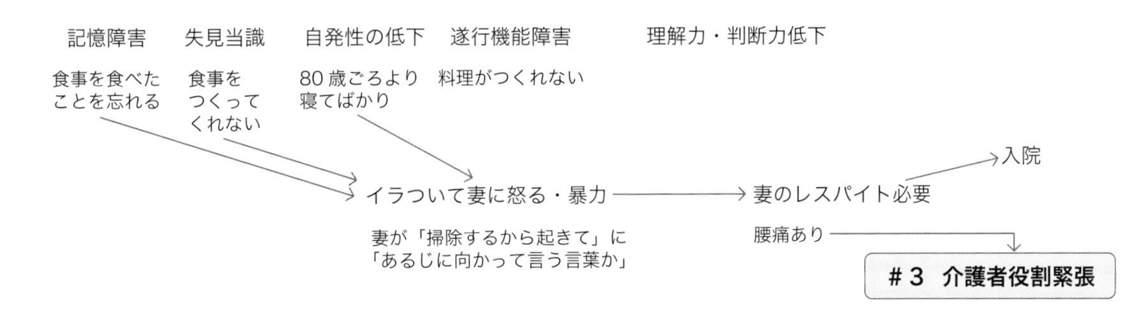

看護介入（＃３　介護者役割緊張に関して）

月　日	看護診断	長期目標	短期目標（期待される結果）	具体的な方法
	＃3 介護者役割緊張		1．社会資源（介護認定や施設入所など）を受け入れる	【OP】 ①バイタルサイン，全身状態（検温時） ②言動や行動の変化 ③レクリエーションへの参加度 ④表情 ⑤苦痛や不安の有無 ⑥家族の思い ⑦本人の訴え ②～⑦は適宜訪室時 【TP】 ①自己の感情を表出できる ・自尊感情を高める機会を増やす ・相談ができやすいように担当を決める ②認知の変化 ・短期記憶の消失をふまえ，心理療法（回想法）や個人心理療法を行う ③行動の変化 ・入院生活のリズムが整うように支持的にかかわる 家に帰りたいとの訴えに「何か心配なことがあるのですか」と理由を聴き，気持ちに共感する ・趣味をもつこと，レクリエーションへの参加への約束が守れる（必要時プログラムに入る）ように見守る ・レクリエーションの参加ができていたら評価（ほめるなど）する ④家族の話を聴き，がんばっていることを伝え承認する 【EP】 ①何か心配なこと，わからないことがあったら相談するように説明する

Eさんの統合関連図（アルツハイマー型認知症患者）

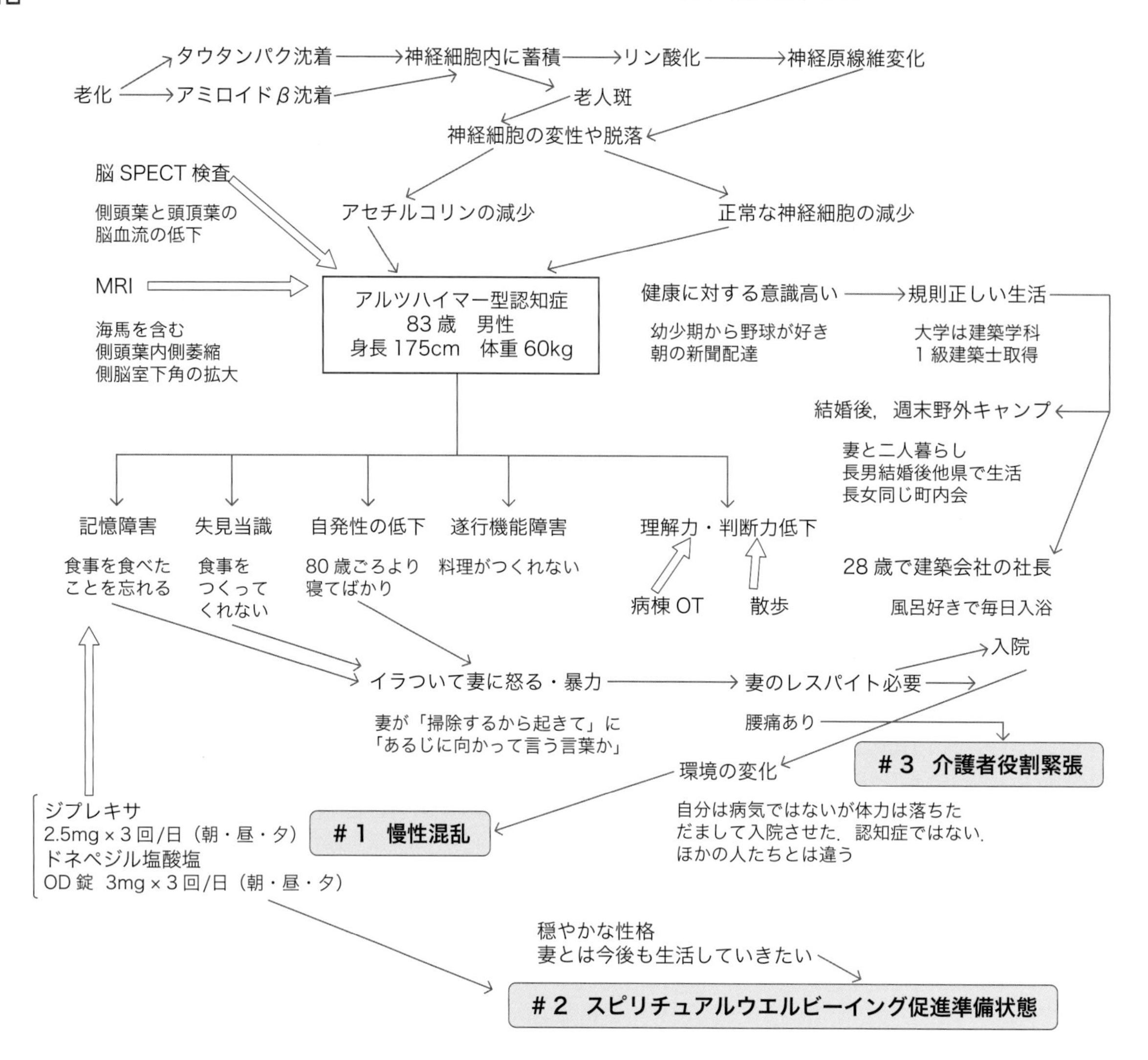

本事例のポイント

Ｅさんは見当識障害などがあり混乱していた．妻も高齢で小柄で腰痛もあり，夫の介護ができない状態であること，子どもたちも自立しており，介護が難しいことなどから妻のレスパイト目的で入院となった．

Ｅさんは，ラジオ体操などを行ってもふらつくことはない．いまのところ，寝たきりではない　入院直後は，入院という環境の変化から混乱することも考えられたので，入院生活を穏やかに過ごすかかわりを重要視した．精神科療法，精神科作業療法や回想法などにより，徐々に生活リズムが整ったら，デイケアを利用しながらの自宅退院なのか，介護老人保健施設への入所あるいはほかの病院への転院がよいのかをＥさんの意向をふまえ，家族の意見も取り入れながら検討することとした．

今後，介護認定によりどのような社会資源が利用できるのかか多職種カンファレンスにて検討する必要がある．

〈引用文献〉

1）中島紀恵子監修・編：認知症の人びとの看護．第３版，医歯薬出版，2018，p2．
2）六角僚子・他監修：看護師のための認知症のある患者さんとのアセスメントとケア．ナツメ社，2019．
3）認知症の人と家族の会：認知症の介護家族が求める家族支援のあり方研究事業報告書〜介護家族の立場から見た家族支援のあり方に関するアンケート〜．2012．
https://alzheimer.or.jp/largefile_for_wp/2011kazokushien_houkoku.pdf
4）石川容子・他：認知症看護 認知症の人の「困りごと」に寄り添い尊厳あるケアを目指して．医歯薬出版，2019．
5）T. ヘザー・ハードマン，上鶴重美・他編：NANDA-Ｉ看護診断　定義と分類 2021〜2023．原書第 12 版，医学書院，2021．

COLUMN

高齢者ケアとステレオタイプ

高齢者とひとくくりに言ってもその外見や健康状態，価値観，興味，趣味など多様性がみられ，年齢を重ねるほどその多様性は増えていく．しかし，わたしたちは高齢者を同じように見たり，特定の思い込みや偏見を抱いていたりすることはないだろうか．ステレオタイプとは「特定のカテゴリーや社会集団に対して，人々がもっている固定化された知識・信念・期待のこと」[1]である．さらに，ステレオタイプは「実際の個人の特性とはしばしば異なるため，性別や年代，職業など特定の集団に対する偏見や差別と結びつくこと」[1]がある．多様性がある高齢者のアセスメントやケアにはステレオタイプに気をつけることが大切である．

高齢者に対する偏見やステレオタイプな見方をエイジズムと呼ぶ[2]．

フィスクらは，ステレオタイプを対象集団の能力と人柄（暖かさ）の２つの次元でとらえる「ステレオタイプ内容モデル（stereotype content model）」を提唱し，エイジズムを含む現代の差別がなぜ認知されにくいのかを説明した．

日本社会心理学会[3]によると，人は評価する時，「暖かさ」（暖かいVS冷たい），「能力」（有能VS有能でない）の組み合わせを基準として４種類の「ステレオタイプ」と感情を抱く（**図**）．

高齢者はこのなかで，温かいが有能ではないという「哀れみ」のステレオタイプが抱かれやすい．

このように「両次元で評価が異なる集団を両面価値的な集団という．この両面価値的な集団に対して，人は片方の次元で肯定的な評価を与えることで，もう片方の否定的な評価は問題ではないように扱い，正当化している」[4]といわれている．

エイジズムは第３のイズムといわれて久しい．その要因分析では，親しい高齢者親族数が少ない者，加齢に関する知識が乏しい者，生活満足度が低い者ほどエイジズムが強いことを示している[5]．

高齢者に温かみや親しみを感じて，お世話をしなくてはと思い，できることまで介助して，高齢者の能力や意欲，自尊心をそぐ結果になってはいないだろうか．高齢者に抱く自分自身のステレオタイプに注視したい．

リップマンは，「情報過多で多様な現実社会と付きあうために，ステレオタイプは必要なもの」ととらえている[6]．相手がどのような人かを素早く判断するための手がかりとして，思考する努力を「節約」できるわけで，無意識のうちにステレオタイプで人を判断してしまうと述べている[6]．ステレオタイプは「他者について得られている情報があいまいなとき」におこりやすい[1]．加齢とともに認知機能も変化する．認知症の誤認を防ぐため，個別性を時間かけて丁寧にアセスメントすること，認知症に対するステレオタイプな思考を防止するために認知症の学びや高齢者をクリティカルな視点でとらえることが大切である[7]．

現代は家族形態の変化などにより，高齢者に接する機会が少ない状況もある．高齢者は人生経験が長く，若い世代よりその多様性は顕著である．自身の思考特性をふまえて，発達過程にある高齢者の個別性や強みを大切にケアにあたりたい．

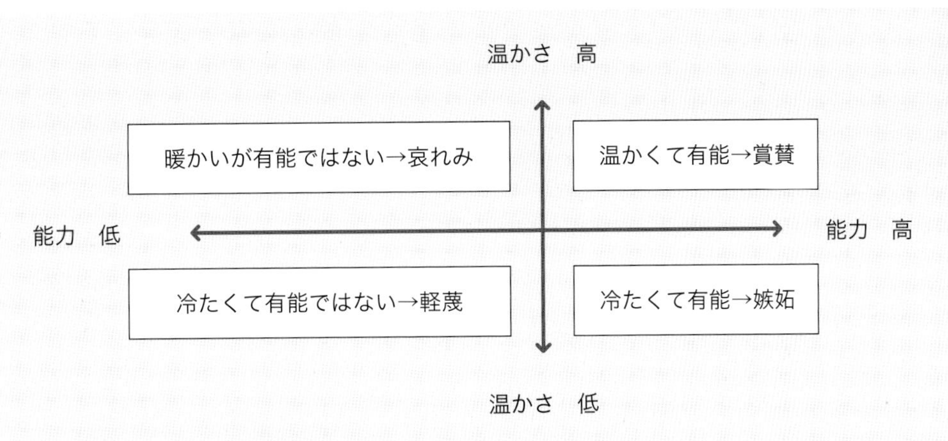

図　ステレオタイプ内容モデル（文献3，8を参考に作成）

〈文　献〉
1）石川ひろの：人間関係論．医学書院，2018，p20.
2）鳥羽美香：エイジズムと社会福祉実践－専門職の高齢者観と実践への影響－．文京学院大学研究紀要，l7(1)：89-100，2005.
3）日本社会心理学会：「高齢者」にどう接する？：「高齢者」をひとくくりに考えてしまうことへの影響．http://www.socialpsychology.jp/ronbun_news/32_02_0879.html（2021年3月25日アクセス）
4）二木　望・他：実体性が両面集価値的な集団への行動意図に及ぼす影響：エイジズムに着目して．社会心理学研究，32(2)81-91，2016.
5）原田　謙：エイジズム研究の動向と課題．老年社会学会，33(1)：74-81，2011.
6）上瀬由美子：ステレオタイプの社会心理学－偏見の解消に向けて－．サイエンス社，2002，p5.
7）樋上容子・他：認知症を誤認するリスク－訪問看護で出会った認知症患者であることを強いられた患者－．看護展望，43(7)：653-657，2018.
8）森　津太子：社会・集団・家族心理学'20．放送大学教育振興会，2021，p 29.

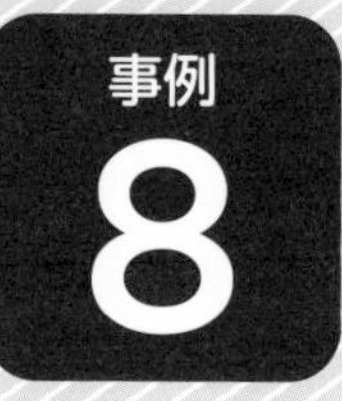

事例8 発達障害のある人の看護過程

Fさんの紹介

Fさんは，24歳の男性．両親は本人が1歳のときに離婚し母親に引きとられた．現在は母（58歳）と兄（27歳）とで暮らしている．小学生時代は忘れ物が多く，中学生時代には人の話を聞かないで，教師から注意を受けることがあり劣等感を感じていた．サマランカ（インクルーシブ）教育[*1]も行っている私立高校を卒業し，系列の工業系大学に進学し卒業した．その後，電気通信系の会社に就職したが，同僚となじめなかった．仕事のミスが心配で先輩に質問しても「そんな当たり前のことを聞かないで」と言われることが続き，休みがちになり，壁や机に頭を何回も打ち付けたりするようになった．家族に連絡が行き受診した結果，休養と診断目的で医療保護入院となった．そこで，発達障害と診断された．

退院後は，月2回のペースで通院し自宅療養した．病状が整わず会社からの退職勧告もあり1年後に退職となった．その後，精神科医からの治療方針もあり，就労継続支援B型施設に自宅から通うことになった．施設では利用者から注意を受け，「施設に行くと怒られるからいやな気分になる」と自宅にひきこもるようになった．食事や身だしなみ，自室が乱れた．母親自身の定年退職が目前に迫っているため息子の今後を心配し，通院時に母も同席し医師に相談を行った結果，訪問看護が導入された．

[*1] サマランカ教育：障害などにより特別なニーズをもつ子どもも，そうでない子どもも共通の場で学ぶ教育のこと

Fさんに関する情報

■外来診察時の身体に関する情報（最新）
- 身長：170 cm，体重 80 kg，BMI 27.7
- 飲酒：付き合い程度
- 喫煙：なし
- 心電図：異常なし
- 血液検査：Hb 16.5 g/dL, Ht 45.5%, TP 7.5 g/dL, Alb 5.0 g/dL，GOT 20 IU/L，GPT 20 IU/L，BUN 8 mg/dL，Cr 0.7 mg/dL.
- 感染症やアレルギー：なし
- 体温 36.2℃（腋窩），脈拍数 70 回/分（整脈），血圧 120/84 mmHg，呼吸数 18 回/分
- 処方内容
  マイスリー®（ゾルピデム）10 mg（屯用）（不眠時）
  ワイパックス®（ロラゼパム）0.5 mg（屯用）（不安時）

■Fさんの成育歴に関する情報
- 成育歴：
  出生時の障害はなし．保育園では，使ったおもちゃを片づけられず友だちから「片づけなさいよ」と言われ，休みがちだった．幼少時から希望するおもちゃを買い与えられてきた．
- 家族歴：
  母親は事務職員．家事の段取りが下手．
  兄は幼少期から相談にのってくれる．

■訪問看護時の生活に関する情報
- 食事：2食/日
- 清潔：入浴は2回/週，片づけができず，自室は散らかっている．
- 排泄：排便は1回/日
- 運動：自分のおやつを買いに行く程度
- 睡眠：1時過ぎから寝はじめ8時に目は覚めるがベッドから出るのは11時頃．
- 金銭など：退職後小遣い制になった．月2万円に減額になってから管理が困難．

Fさんのアセスメントから結論まで

アセスメント項目とFさんの情報	Fさんのアセスメント
1. 健康知覚—健康管理	
1）初回訪問時 ・訪問看護師がドア越しに声をかけるが，反応はなかった． ・母親からの情報：ほとんど部屋から出ないで食事も一緒にとらず，夕方にコンビニエンスストアに行き，好きなものを買って食べている．食べ終わった皿がそのまま台所のテーブルに置かれ，本人がいないときに部屋をのぞくと食べもののかす，カップ麺やペットボトルの空き容器が放置されていて，異臭がしている．片づけるように言っても片づけができない状況で困っている． 2）本人と話せるようになってからの訪問時 〈疾病の知識や受け止めかた〉 ・入院時は，初めて聞く病名に戸惑い，「働いていたころは，困ったことがあったけど，ぼくは発達障害なんかじゃないと思う．なんか，自分を否定されているみたい」と感じていた． ・母の困りごとについて本人に確認すると，「自分では，片づけているから，なんでそんなふうに言うのかわからない」と答えた． 3）治療，看護 ・病名：発達障害 ・訪問看護目的：生活リズム，食生活，自室の乱れの改善．退職が目前に迫っている母親の相談にのり，今後のFさんとの生活のありかたについて一緒に考える． ・精神障害者保健福祉手帳の取得はしていない ・既往歴はない． 4）喫煙状況，飲酒状況 ・喫煙はしない，飲酒は付き合い程度． 5）既往歴，感染症やアレルギー ・感染症はない． ・アレルギーはないがかぜをひきやすい．	・初回訪問時では反応を示さなかったが，訪問看護師と母親のやりとりの様子から次第に訪問看護師と話をすることへの抵抗感がなくなっている．このことから，これまでの対人関係においてのいやな体験から，新しい人とのかかわりへの抵抗感をもちやすいが，大学までの教育や就職といった経験から，本人とって安全な存在・脅威ではない存在が伝わることで関係がつくられると考えられる． ・カップ麺など好きな物を食べることはできているが，片づけができずに部屋が乱れた状態である．母親から片づけるよう注意を受けても，言われる筋合いがないと思っていることから，整理整頓という生活習慣，健康習慣の知識の不足が考えられる．また，自分の興味のあることには取り組めるが，それ以外のことに関心が低いことによる実行機能不足が考えられ，他者を配慮する行動がとれず，環境衛生が不十分になったと考えられる．課題となるところを一緒に考えながら習慣と知識の獲得につなげる必要がある． ・母親と自分のとらえかたに食い違いがあることにも戸惑いを感じ，発達障害の診断に対して自分を否定された感覚になっていることから，自己に対して周囲と自身がとらえる像が異なっていることで自尊心が低い可能性がある． また，障害が受容できていないことから精神障害者保健福祉手帳を取得していない． ・強み：喫煙や飲酒への依存傾向はなし．
2. 栄養—代謝	
1）栄養状態および食生活 ・身長 170 cm，体重 80 kg，BMI 27.7 ・皮膚，粘膜の状態に異常はないが，爪や髪の汚れが目立つ． ・浮腫，出血，感染の徴候はなし． ・1 日の食事回数：2 回/日．母親のつくりおきを家に誰もいない 11 時ごろに食べ，夕食は 19 時ごろ．夕食後に，コンビニエンスストアで買った物を追加して食べている．	・間食するために 1 日の食事を 2 食にするといった工夫をしていたが，BMI の判定基準では肥満 1 度のため，医師から食事指導があった．現時点では，間食の摂取エネルギー量を守るようにしていることや，ほかに異常所見もないことから経過観察をする． ・皮膚，粘膜の状態については，「活動—運動」の項で併せてアセスメントする．

・1日2食だからおやつを食べてちょうどいいと思っていたが，外来受診の際に医師から「肥満1度で食事摂取量が必要量以上あります．間食をコントロールしましょう」と言われた．今は1日の間食を100 kcalくらいのものにしている． ・嚥下障害，咀嚼困難はなし． ・食物アレルギーはなし． ・悪心，嘔吐，腹痛はなし．	・強み（ストレングス）：母親の食事をとっていることから，母親との関係は悪くない．医師からの指導に対して理解力がある．
3．排泄	
1）排便 ・排便回数：1回/日．少し硬め． 排便に対する認識：家で過ごすようになって，便が少し硬くなった気がするが，出にくくなった感じはない．排便時に痛みはない． 2）排尿 ・排尿回数：5～7回/日，夜間はなし． ・尿は混濁なし． ・排尿時の疼痛，不快感，残尿感はなし． ・腎機能 BUN 10 mg/dL, Cr 0.8 mg/dL, UA 5.2 mg/dL	・本人の認識では便が少し硬めになっているが，家で過ごすようになったことで活動量が低下し，蠕動運動が低下したことによる便性状の変化が考えられる．生活リズムを取り戻すことで改善されること，毎日排便できていることから問題ないと考える．飲水量は，はっきりきりしないが，少ない可能性がある． ・排尿については排尿回数，検査データとも正常範囲で，自覚症状もないことから，問題ないと考えられる．
4．活動―運動	
1）毎日の生活活動 ・1日の過ごしかた：8時ごろに覚醒するが，活動は11時ごろ．台所で食事をし，部屋でYouTubeを観たりゲームをしたりしている． ・入浴：2回/週だが，洗髪と髭剃りは1回/週程度．髪の汚れが目立つ． ・更衣・整容：更衣は，外出前には部屋着から着替える．爪も長く，汚れあり．母親に言われたときだけ洗濯した服に着替える． ・部屋の片づけ：自室で食べたものを台所に持っていけずに放置したまま． ・金銭管理：1日に500～1,000円ほど，おやつとペットボトルのお茶代に使う． ・小遣いは母親から月に3万円もらっていたが，3カ月前から2万円に減額になった． ・母親からは「今後，わたしも仕事がなくなり年金暮らしになるので，お金のやりくりをするための練習になる．かぜをひいたときの治療費や日用品費もこのなかからやりくりしてほしいのでがんばってほしい」と言われた． ・月末近くになると「翌月の小遣いを早めにほしい」と母親にせがむが断られ，兄に頼むようになった． ・体温36.8℃（腋窩），脈拍数70回/分（整脈），血圧126/84 mmHg，呼吸数18回/分	・日中の活動が11時ごろからという点では，就労継続支援B型施設に通所していたころに比べ，活動量が落ちている傾向がある． ・外出時には部屋着から着替える点からも社会性の維持があるといえる．しかし，清潔面においては爪が長く，汚れもあり，洗濯した服に主体的に着替えていない点，髪の汚れも目立つ点からも衛生面は保持できていない． ・コンビニエンスストアに買い物に行くが外出する機会は少なく，他者との交流もほとんどないことから，本人の希望に沿いながら行動範囲の拡大に向けたアプローチ，他者との交流といった機会が必要と考えられる． ・月3万円でやりくりできていたが，2万円になったことで不足するとせがむことは，金銭管理に課題がある． **ワンポイント　アドバイス** **成人期の発達障害の人には，「社会性の障害による一般常識の不足に加えて，こだわりや不安，不器用などでの生活における困難が強く，詐欺などの被害リスクが大きく，自分たちの財産を守るスキルに課題がある人が少なくない．地域で暮らしていくには，基本的な適応行動に対する支援も必要である」という課題があると辻井[1]は述べている．**

5. 睡眠―休息	
1）睡眠 ・寝つきが悪く，1 時過ぎから寝はじめ，8 時に覚醒．活動は 11 時ごろから．中途覚醒あり． ・日中の食後に 1 時間午睡あり． ・過去のいやな体験を思い出すと，眠れないことがある．眠れないときには音楽を聴いて寝るようにしている．	・通勤，通所のときは整っていたサーカディアンリズムは，ひきこもるようになって崩れていることが考えられる．そのため，寝つきが悪く，就寝時間が 1 時と遅い．しかし，8 時に起床しているため睡眠時間としては 7 時間確保されている．中途覚醒があることから熟眠感は得にくく午睡をし，その結果，入眠時に寝つきが悪くなるという悪循環を招いている． ・いやな体験を思い出すと眠れず，睡眠パターンに悪影響をきたしているが，音楽を聴くことで対処できている．
6. 認知―知覚	
1）感覚・知覚 ・会社で仕事をしていたころは先輩からの指導で，メモをとることを習慣にしていた．わからないことがあり，勇気をだして質問すると「そんな当たり前のことを聞かないで」と侮蔑的な口調で言われ，不安になって混乱し壁や机に頭を何回も打ち付けたりするようになった． ・不眠，頭痛，倦怠感から集中力もなくなってきた． 2）認知 ・保育園時代は使ったおもちゃを片づけられなかった． ・小遣いが月 3 万円から 2 万円に変更になり金銭管理が困難．月末近くになると，翌月の小遣いを早めにほしいとせがむが母親から断られ，兄に頼むようになった． ・自分の思っていることをそのまま伝えている． ・母親からの情報では，周囲からの言葉かけに対して被害的に受け取っていることが多い．	・あいまいな指示に対して想像して対応することが困難になりやすいと考えられる． ・不安になったときに自傷行為を行った．ほかの対処行動をとることができていれば，職場の人から奇異な行動に見られなかった．また，相手がどう受け止めるかを考えずに話すため，伝えたいことがうまく伝わらないことが多い．このことから，自分が他人からどう見られているのかというメタ認知が低い傾向があると考えられる． ・不安を解消・軽減できないことから不眠，頭痛，倦怠感，集中力低下がおこってきた． ・自分で使ったものを片づけることや，自分の収入の範囲で金銭管理をしなければならないという社会のルールや人間関係の常識が学べない．わかっていてもルールを守るための工夫ができないと思われる．
7. 自己知覚―自己概念	
1）自己知覚 ・小学校時代は忘れ物が多く，注意を受けて劣等感を感じていた．友だちに「また，先生の話を聞いていなかったの？」と言われ，自信がなくなった． ・中学生時代には人の話を聞かないで注意を受けることがあり，劣等感を感じていた． ・友だちや周囲から「説明がわかりにくい．話すときに主語がないね」などと言われて，話すのが苦手になった． ・職場の先輩からの指導で，メモをとることを習慣にして努力したが，わからないことがあり，勇気をだして質問すると「そんな当たり前のことを聞かないで」と侮蔑的な口調で言われることが続いた．	・自己知覚では，忘れ物や人の話を聞いていないことで注意を受けるなど，他人と比較し自分のできている点や努力を認められず自尊感情が低いと考えられる． ・職場では，人並みに仕事ができない自分に劣等感を感じていたと考えられる．就職したてのころは，先輩からメモをとるように指導を受けていたことに対して感謝の思いもあり，怒りを抑止できていた．侮蔑的な口調で言われることが続くことにより，つらい気持ちを言語化できず，感情のコントロールができないため自傷行為をして入院に至った．感情コントロールが適切でないと考えられる． ・自己に対する感覚では，人との比較により，傷つくというのは自尊感情が低いためと考えられる．

2）自己に対する感覚
・近所の人に兄と比べられると傷ついた．
・人並みに仕事ができない自分に劣等感を感じた．その後，何をやってもうまくいかなくなり，周囲の人との関係の悪化を感じ自己嫌悪を抱くようになった．
・仕事のミスをしないかと心配になる．
3）自己概念
・コミュニケーション：
小遣いの金銭管理ができなくなったとき，兄に「お金が足りないので，お金を貸してくれ」と相談し，2カ月間はお金をもらった．2カ月目に「これは，自分のことなのだから働いて収入を得るか，決められた金額でやりくりするしかない」と言われた．3カ月目，兄に「つらくていなくなりたい．かぜをひいたけど，医者にかかるお金もない．2万円ではやりくりができない」と言い，兄から「そんな当たり前のことができないなら，いなくなればよい」と断られた．
「不要・不急というのは自分の存在なのか」と言った．
母親はその話を聞いて訪問看護師に相談した．
兄は「家族として同じ境遇で自分もつらい思いを抱えながら生きてきたのに，弟は人として当たり前の金銭管理もできないのかと思った」と母に語った．

・自己概念では，Fさんが兄の「自分の力で金銭管理ができるようになってほしい」という思いに気づかずにいると考えられる．
人との比較により，傷つくというのは自尊感情が低いためと考える．自尊感情は他者との比較ではなく「自分自身を基本的に価値あるものとする感覚」[2]である．自分自身の存在や生を基本的に価値があるものとして評価する人は，自己や他者に対して受容的であり，精神的に健康な自尊感情をもっている．
兄は最初，好意でお金を出していたが，これではFさんの自立につながらないと思い，断った．そして，Fさんから「いなくなりたい」と言われ，失踪か自殺という家族にとっては一番いやなことを思い浮かべさせられた．
学校や近所の人とのかかわりなど日常の何気ない場面でも自分の状況をうまく言語化することができず，「相手の嫌悪や叱責を誘発するような手段しかとることができない」[1]という傾向もあり，兄は，いままで心配してかかわってきたのにFさんの短絡的な思考にがっかりし，激怒したと考えられる．

8．役割─関係

1）家族での役割と責任
・母親は定年退職が目前．「わたしが働けなくなったら，収入が年金だけになるのでこの子の生活が心配．でも金銭管理の練習がうまくいかない」と言う．
2）職業上の役割と責任
・退院後，休職し自宅療養するが病状が整わず会社からの退職勧告もあり，1年後に退職となった．
3）他者との関係
・保育園時代は使ったおもちゃを片づけられず，友だちから「片づけなさいよ」と言われ，休みがちだった．近所の人に兄と比べられると傷ついた．
・元来，人と話すのは得意なほうではなかった
・就職後半年たっても職場になじめず，仕事の確認や報告不足により先輩から指導を受けることが多くなった．
・「会社勤めのときに，誰も僕のことを信じてくれなかった，僕は，病気なんかじゃないし，仕事をやっていたのに，周りが正しく理解してくれなかった」「先輩社員にうまく報告できなかったときもあったけど，先輩社員もあいまいな言いかたをしたから僕なりに解釈をして取り組んだんだ」「僕ばっかり悪者にして，作業に行きたくなくなった」と，前の会社とB型事業所でのいやな体験を話せるようになった．

・仕事を退職となり本人の収入がなく，母親は年金生活に移行する時期を迎えることから，今後自立して生きていくためには，生活保護程度の収入のなかで金銭管理をしていかなければならない．
・月2万円以内でおやつ代，治療費，日用品代を賄うのは厳しいかもしれないが，母親は息子のひきこもりの状況に対して「将来，ひとりで生きていけるのかが心配．今後自分の力で生きていってほしいので，限られた収入のなかでやりくりをしてほしい」と思っている．
・自分で使ったものは片づけるというルールがFさんに理解できるような適切なかかわりが少なかったため，しつけで身についていなかったと思われる．
・保育園時代から周囲の人に注意され，比較されて育ったため，人に安心して話をすることが少なかったと考える．

ワンポイント　アドバイス

発達障害の人は，「社会性の障害から他者との共同作業は難しいことが少なくありません．感覚過敏の問題や興味やこだわりなどから，自分だけの世界や空間を求める人が多い」と辻井[1]は述べている．

9．性―生殖	
1）セクシュアリティ ・20歳代，男性．未婚． ・性機能についての訴えはなし．	・ハヴィガーストの発達段階では「青年期」にあたる．この時期は，男女両性の友人との交流および成熟した人間関係の構築・結婚と家庭生活の準備の段階である．しかし，自宅にひきこもるようになっていることから，人とかかわることを避けている．今後，長期的な人間関係を築くことに向き合わないと，「孤独」になり，自分の家庭を築くことが難しくなってしまう． ・現時点では本人から結婚の希望は聞かれない．性機能には問題ない．
10．コーピング―ストレス耐性	
1）ストレッサー ・保育園時代にはおもちゃを片づけられず，友だちから「片づけなさいよ」と言われたり，先生のご飯の掛け声のとおりにできなかったりしたことがあり，休みがちだった． いやな体験を思い出すと眠れないという． 2）ストレスコーピング ・食べること．外出しない． ・人と会話をすることを避ける． ・「つらくていなくなりたい．２万円ではやりくりができない．不要・不急というのは自分の存在なのか」と言った．兄から「そんな当たり前のことができないなら，いなくなればよい」と言われた．	・おもちゃのブロックを使い終わったらブロックのケースに入れる，棚に収納する，手を洗う，席に着くという一連の行動ができず，同時に複数のことを行えない．相手に何か言われて傷ついても，自分の気持ちを表現できずストレスになり，保育園を休んでしまった． ・自尊心が傷ついたときに，不適切なコーピングしか取れない．援助者に相談することができればよいが，家族以外に相談できる関係が築けていない． ・金銭管理は自分の力でやることが基本だが，その必要性がわかっていない．いままでの経緯から兄の意図を考えることや，今後の自分の立場から何が必要なのか課題を考えられない．どうすれば金銭管理ができるのか具体的に話してもわからず，支援を受ける必要があるが，それを相談することができない． ・「いなくなればよい」という短絡的な自生思考がある．
11．価値―信念	
1）価値観・信念・行動 ・機械いじりが好き． ・本当は働きたい．母親に頼らず，ゆくゆくは自分の力で生きていきたい．	・ハヴィガーストの発達段階の「青年期」は，親からの精神的・経済的な独立が課題である．働きたい意欲，母親に頼らず自立したいという希望があることは強みである．本人の希望に向けて取り組むことで，自信を取り戻せ，自尊感情の慢性的（状況的）低下の改善につながると考えられる．

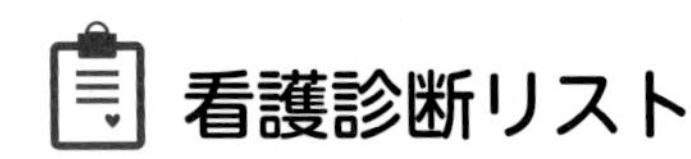

看護診断リスト

#1 自尊感情慢性的低下

>> この診断が導かれた理由・根拠

・自尊感情は「自己に対する評価感情で，自分自身を基本的に価値あるものとする感覚」である．

・Fさんは仕事のミスが心配で先輩に質問をして，〈他人の意見に頼る〉ことがあった．職場で侮蔑的な口調で注意され，不安になって混乱し，壁や机に頭を何回も打ち付けるなど〈状況への対処能力を過小評価する〉ことがあった．友だちから「説明がわかりにくい．話に主語がないね」と言われ，話したくなくなったことも〈非主張的（ノンアサーティブ）な行動〉になった．退職後に通っていたB型事業所でも作業に行きたくなくなり，〈何度もの失敗〉になった．「いなくなりたい」と〈自己否定的発言〉をしたことから「自尊感情慢性的低下」と診断される．

・関連因子として，保育園で使ったおもちゃを片づけられず注意されて保育園を休みがちだった．小中学生時代も忘れものが多く話を聞かず注意を受けた．近所の人から兄と比べられ，同級生や近所の人など〈他者からの尊敬が不十分〉であり，〈受けた愛情の不足〉があったと考えられる．作業所に行きたがらず，精神的居場所がなく〈帰属感の不足〉がある．月2万円のお小遣いでやりくりできず〈家計の管理が困難〉で，兄に小遣い金の前借りを断られたときに「不要・不急というのは自分の存在なのか」と自暴自棄的な発言があり，〈スピリチュアルの不調和〉がある．このままでいくと，自尊心がさらに低下し人とのかかわりを避け，ひきこもりの生活が改善されないとも限らない．看護の方向性は，自信を回復して人とかかわり，社会参加することである．

>> 診断指標

状況への対処能力を過小評価する
非主張的（ノンアサーティブ）な行動
自己否定的発言
何度もの失敗

>> 関連因子

他者からの尊敬の不足
受けた愛情の不足
帰属感の不足
家計の管理が困難
スピリチュアルの不調和

#2 非効果的役割遂行

>> この看護診断が導かれた理由

・非効果的役割遂行とは「行動と自己表現のパターンが，周囲の状況・規範・期待に合わない状態」である．小遣いが3万円から2万円に減額になったことでFさんは金銭管理ができなくなっている．減額という〈求められる役割についての知識不足〉があることで兄に繰り返しお金を借りるといった〈無効なコーピング方法〉

をしているため,〈自主管理が不十分〉である.〈自尊感情が低い〉ことによる対人関係の築きにくさから効果的なコーピングを図れずにいる.知識を獲得し,家族の経済状況に合った生活,および自立した生活に向けて金銭管理できることが望ましい.

>> 診断指標

求められる役割についての知識不足

自主管理が不十分

無効なコーピング方法

>> 関連因子

自尊感情が低い

役割の準備不足

#3 セルフネグレクト

>> この看護診断が導かれた理由

・セルフネグレクトとは「セルフケアの問題と家庭の衛生状態,ノンコンプライアンスの 3 つの問題を焦点化した診断」である.

食後の食器を片づけず,自室も食べもののかす,カップ麺やペットボトルの空き容器が放置されていて異臭もしている点から〈環境衛生が不十分〉である.また,保清や身だしなみは本人なりに行っている部分もあるが,爪も長く,髪の乱れもあり,〈個人衛生も不十分〉な状況で,社会が認める健康と意識が不足していると考えられる.

・関連因子として〈機能障害〉のうち実行機能の不足が考えられる.実行機能とは,計画を立てて順序よく物事を行うことであるが,部屋を片づける,清潔を保つという目標に向かって手順どおりにできない.

・発達障害と付き合っていくには,周囲の人が障害を理解し適切な対応をすることや,本人が生活しやすいように生活環境を整えることが重要になる.F さんはカップ麺を食べることができることから,興味・欲求に応じたことはできる力がある.現在は母親と同居をしているため課題にされにくいが,20 歳代は自立・自律している段階であることから,本人が生活しやすいように生活環境を整える方法を一緒に考え,環境・個人衛生の必要性を実感でき,セルフケアができるようになることが重要である.

>> 診断指標

不十分な環境衛生

不十分な個人の衛生意識

>> 関連因子

機能障害

精神病性障害

Fさんの関連図（＃１　自尊感情慢性的低下に関して）

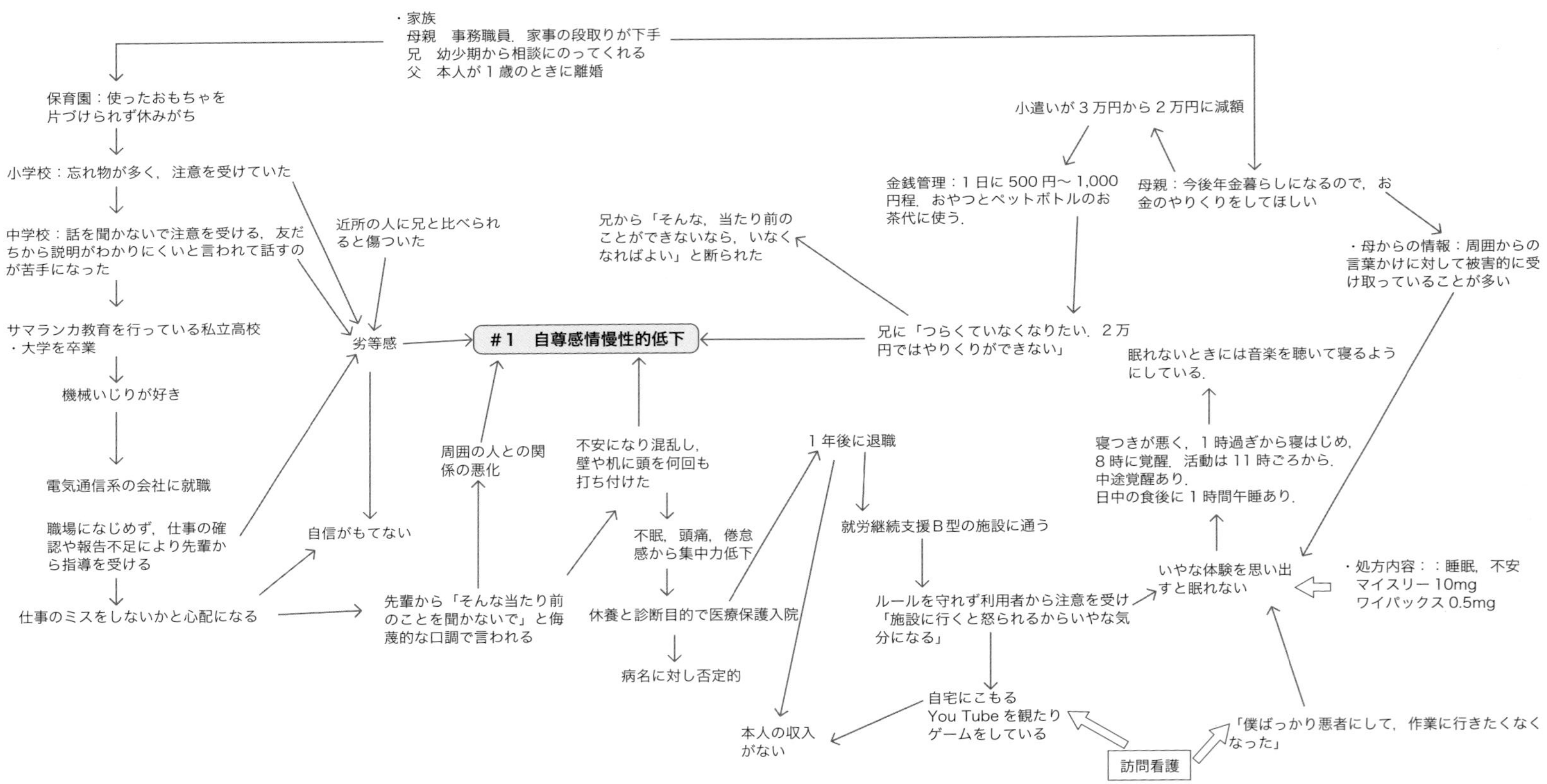

・家族
母親　事務職員，家事の段取りが下手
兄　幼少期から相談にのってくれる
父　本人が１歳のときに離婚

保育園：使ったおもちゃを片づけられず休みがち

小学校：忘れ物が多く，注意を受けていた

中学校：話を聞かないで注意を受ける，友だちから説明がわかりにくいと言われて話すのが苦手になった

サマランカ教育を行っている私立高校・大学を卒業

機械いじりが好き

電気通信系の会社に就職

職場になじめず，仕事の確認や報告不足により先輩から指導を受ける

仕事のミスをしないかと心配になる

近所の人に兄と比べられると傷ついた

劣等感

自信がもてない

＃１　自尊感情慢性的低下

周囲の人との関係の悪化

先輩から「そんな当たり前のことを聞かないで」と侮蔑的な口調で言われる

不安になり混乱し，壁や机に頭を何回も打ち付けた

不眠，頭痛，倦怠感から集中力低下

休養と診断目的で医療保護入院

病名に対し否定的

１年後に退職

本人の収入がない

就労継続支援Ｂ型の施設に通う

ルールを守れず利用者から注意を受け「施設に行くと怒られるからいやな気分になる」

自宅にこもる
You Tube を観たりゲームをしている

訪問看護

「僕ばっかり悪者にして，作業に行きたくなくなった」

いやな体験を思い出すと眠れない

・処方内容：：睡眠，不安
マイスリー 10mg
ワイパックス 0.5mg

寝つきが悪く，１時過ぎから寝はじめ，８時に覚醒，活動は 11 時ごろから，中途覚醒あり，日中の食後に１時間午睡あり，

眠れないときには音楽を聴いて寝るようにしている，

兄から「そんな，当たり前のことができないなら，いなくなればよい」と断られた

兄に「つらくていなくなりたい，２万円ではやりくりができない」

金銭管理：１日に 500 円～ 1,000 円程，おやつとペットボトルのお茶代に使う，

小遣いが３万円から２万円に減額

母親：今後年金暮らしになるので，お金のやりくりをしてほしい

・母からの情報：周囲からの言葉かけに対して被害的に受け取っていることが多い

 看護介入（＃1　自尊感情慢性的低下に関して）

月　日	看護診断	長期目標	短期目標 （期待される結果）	具体的な方法
	＃1 自尊感情慢性的低下	施設で，自分の気持ちを伝えることができ，自分に合った仕事内容や時間を相談できる	1. 自分の気持ちを自分の言葉で言える 2. 決められている約束を守る 3. がんばっている自分を「これでよい」と認める 4. 毎日，何かひとつは人の役に立つことを行う	【OP】 ①だれとどのようなときに話しているか ②思っていること，困っていることが話せているか ③就労継続支援事業所に行く日を決めて，行くことができているか．自分から施設職員に連絡したり話しかけたりしているか ④自宅内で決められている約束を実施できているか ⑤苦手なことやできないことは何か ⑥挫折経験や何かができないことに劣等感をもっていないか ⑦行動変容の有無，役に立つ行動後の認識の変化はどうか 【TP】 ①定期的（週 1 回程度）に訪問看護師や施設職員と，最近会ったことやこれからのこと，自分の今の気持ちについて話し合う ②訪問看護師は話の内容をフィードバックし，F さんの意図を確認しながら受容的に聴く ③苦手なことは，苦手意識を外に置いて「楽しむ」ことで，できるようになることを実感してもらう ④他人と比較して劣等感をもつため，F さんがあるがままの自分を認める方法を一緒に考える．マインドフルネスの実行を促す（例：「これでよい」と思うこと，毎日，今日あったことを肯定的にとらえる．就寝前は余計なこと，心配ごとは考えないようにして眠る） ⑤ F さんが家族やほかの人のよいところを認め，楽観的に考えられるように声かけする．本人だけではうまくいかないときには一緒に方法を考える（例：よいところを挙げてもらって，それについて問いかける） ⑥役に立てそうなことを考えるよう促す（例：洗濯物を取り込む．買いものに行く．ごみ出しをする） 【EP】 ①思っていることを言わないと相手に伝わらず自分を理解してもらえないため，つらくなることがある．自分の言葉で気持ちを伝えることが大切だと話す． ②信頼できる人に相談することで，対処方法が見つかったり，気持ちが楽になったりすることがあるため，思っていることを話してよいことを伝える ③約束を守ることで，人からの信頼を得て自信になることを説明する ④手伝いなどをすることがよい気分を引き出し，自信を取り戻すことにつながると説明する

プランのポイント

自尊心の高さは，その人の言動や意識・態度を左右する．自尊心の高い人は「自分自身の存在や生を基本的に価値あるもの」ととらえ，積極的な言動を行って生きることができるとされる．
「自尊感情は精神的健康や適応の基盤」だと遠藤[4]はいう．発達障害の人は，周囲の人や時には家族から，自分が否定されたと感じる言葉を受けることがある．そこで，まず自分で自分を認められることを行って自信をつけることをはじめる．次第に，家族や就労施設のなかで，自分にできることや自分の役割を果たしていくことをめざすことを考えた．

Fさんの関連図（＃２　非効果的役割遂行に関して）

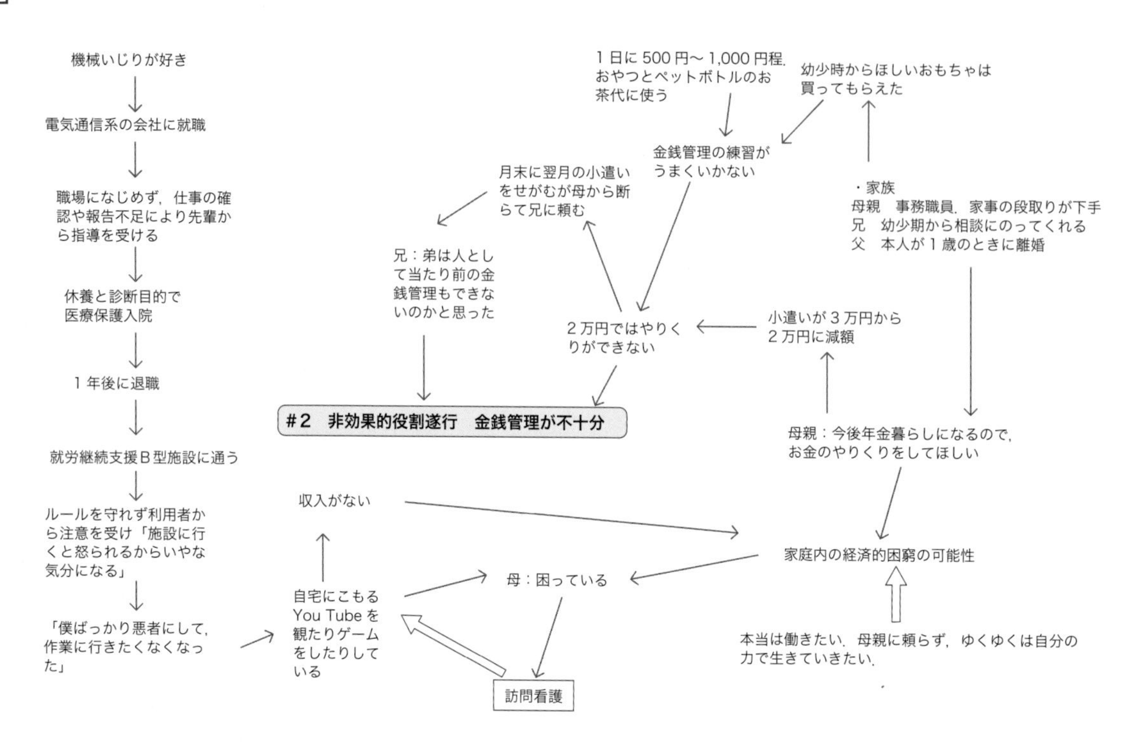

看護介入（＃2　非効果的役割遂行に関して）

月　日	看護診断	長期目標	短期目標（期待される結果）	具体的な方法
	＃2 非効果的役割遂行	決められた金額で生活できる	1. 月2万円の使い道の計画を立て，実行できる 2. 活用できる制度や方法を言語化できる	【OP】 ①小遣いの使用状況（ノートの記載内容，各封筒の残金） ②小遣いや経済的な視点の発言 ③自尊感情の低下の有無（表情，否定的な発言の頻度や内容） ④金銭に関する母や兄に対する言動 ⑤家族，本人の経済状況 ⑥金銭に関する知識（精神障害者保健福祉手帳，医療費，節約方法，障害年金，生活保護制度など） 【TP】 ①小遣い1万円分の減額に対応する案（何を削減するか，節約するか）を一緒に考える．本人の気持ちを尊重しながら本人に案があるようであれば，その方法が実現可能な方法になるようにする ②・①で案がうまく出なかったときには，小遣いの内訳項目にどういったものがあるか，本人の小遣い利用状況を振り返りながら一緒に考え，項目ごとに現実的で達成可能な金額を設定する．（例えば①間食（お菓子，ジュース類）は1週間で1,500円まで，②ゲームの課金は2週間で1,000円まで，③携帯料金4,000円，④受診・交通費5,000円，⑤衣類・交際費・貯金その他3,000円） ・項目ごとにお金を封筒に入れて，そこから使うようにしてもらう．現金を使用しない引き落としに関しては，ノートに記載してもらう（例えば①④⑤は個々の封筒を用意する．②③はノートに記載する．） ・節約方法として，コンビニエンスストアよりスーパーマーケットなどのより安く購入できる店を一緒に探す 【EP】 ①金銭を自己管理する必要性について説明する（親亡き後のこともふまえて，自分らしく生活するために経済的視点は重要であることなど．） ②小遣いには，必要経費（医療費，衣類，通信費）が含まれていることをふまえて自由に使えることを説明する ③生活保護申請に関して説明する．現時点では必要ないが，母親の状況次第で活用できる制度として知っておくことは重要である

プランのポイント

発達障害の特徴として，想定外ことや初めてのことが苦手な場合が多い．そのため，「時間と手順の明確化」が大切である．予定や手順に見通しをつくと安心でき，日課や流れは，目で見てわかるように，例えば，絵や写真カードで示したり，文字にしたりすると明確になる．

Fさんの関連図（#3　セルフネグレクトに関して）

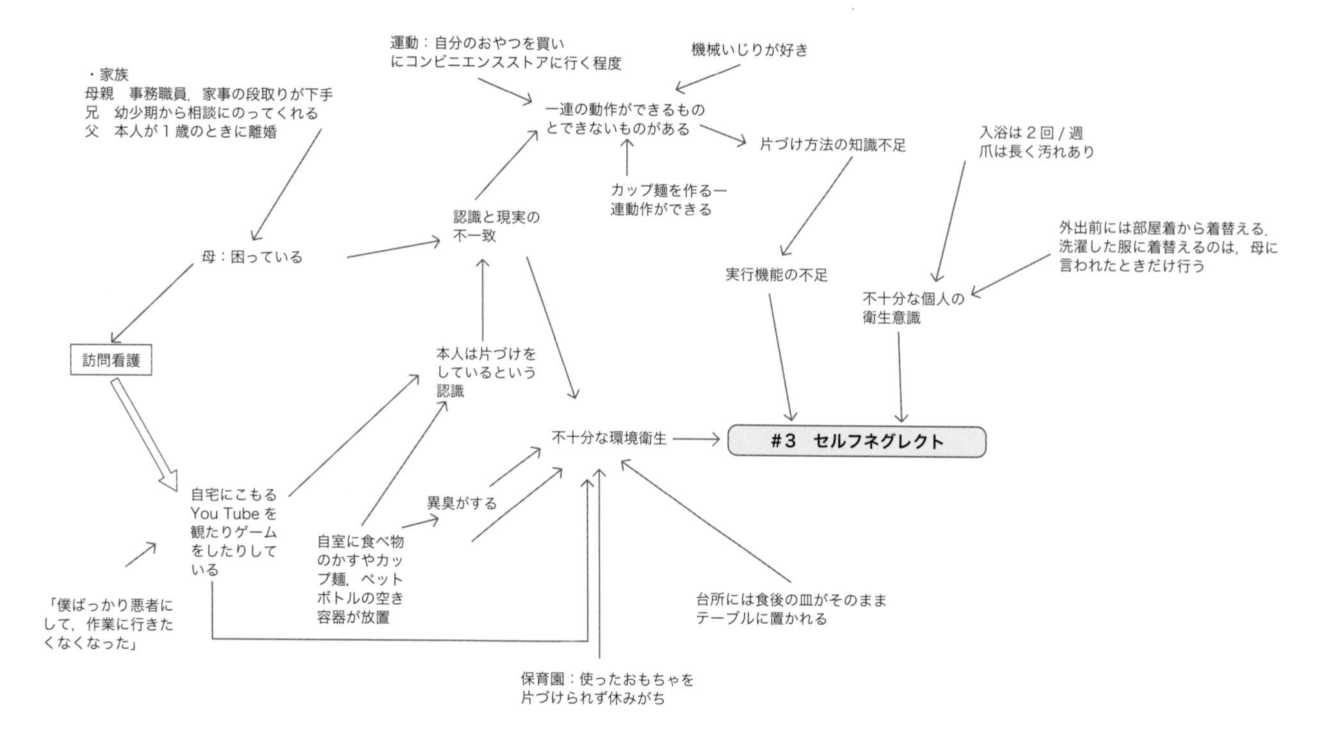

看護介入（＃３　セルフネグレクトに関して）

月　日	看護診断	長期目標	短期目標（期待される結果）	具体的な方法
	＃３ セルフネグレクト	自分で計画した日課，生活リズムを維持できる．	希望（就継続支援施設に通う）に向けた生活リズムについて言語化できる（例：①ごみ・リサイクル品を指定場所・時間までに出す．ごみ出しの前に更衣，整容をする．②自室に分別用ごみ箱を設置する．③自室を週に１回掃除する．④食べものは自室では食べず台所で食べるようにするなど）	【OP】 ①自室，台所の衛生状況②身支度，保清といった個人の衛生状況 ③環境・個人衛生に関する言動 ④環境・個人衛生の変化に対する自己肯定感につながる発言 ⑤睡眠時間，不安感の有無，気分，表情 ⑥日中の活動 【TP】 ①自分の希望に向けた生活をするために１日のスケジュールをどのようにするか考えるよう促す． ②必要に応じて具体的な内容や期間を提案する．〔例：ごみ・リサイクル品収集日のカレンダーを見て，適切に指定場所に出す．整容，更衣を済ませて，ごみ出しに間に合う時間を逆算して起床時間を決める．分別しやすいごみ箱の設置（写真やイラスト，文字，色分けなど）で，何をどこに捨てるかを示す．分別がわからないものは訪問看護師と一緒に片づける．掃除内容，方法を確認して自室の掃除を定期的に行う．食べる場所は台所と決める．など〕 ③実施できているところを承認する． 【EP】 ①自室や台所の片づけは気分爽快につながることや，自身を大切にすることで社会とのつながりがもちやすくなることを説明する．

プランのポイント

発達障害の人は，「身の周りのものを管理できない」「忘れ物が多い」という傾向があり，覚えたルールや物の位置を変更すると混乱をきたしやすい．判断することが苦手なため，例えば，ベットの上は「寝る」場所，この部屋は「食事をする」場所などのように，場所と活動をできるだけ一対一にしておく．片づける場所を決めておく．

Fさんの統合関連図

#3　セルフネグレクト
実行機能の不足
外出前には部屋着から着替える，洗濯した服に着替えるのは，母に言われたときだけ行う
不十分な個人の衛生意識
母：困っている
訪問看護
一連の動作ができるものとできないものがある
外来受診で医師から栄養指導
不十分な環境衛生
食事回数２回／日　夕食後に間食
運動：自分のおやつを買いにコンビニエンスストアに行く程度
幼少時からほしいおもちゃは買ってもらえた
母親：今後年金暮らしになるので，お金のやりくりをしてほしい
家庭内の経済的困窮の可能性
認識と現実にギャップあり
活動量の減少・低下
摂取と消費のアンバランス：BMI27.7　肥満１度
#2　非効果的役割遂行　金銭管理が不十分
小遣いが３万円から２万円に減額
異臭がする
本人は片づけをしているという認識
金銭管理：１日に 500 円～1,000 円程。おやつとペットボトルのお茶代に使う
自宅にこもる You Tube を観たりゲームをしたりしている
台所には食後の皿がそのままテーブルに置かれる
Fさん　発達障害　男性 24 歳　170cm　80Kg
ストレングス：本当は働きたい，母親に頼らず，ゆくゆくは自分の力で生きていきたい，機械いじりが好き
・家族
母親　事務職員，家事の段取りが下手
兄　幼少期から相談にのってくれる
父　本人が１歳のときに離婚
保育園：使ったおもちゃを片づけられず休みがち
近所の人に兄と比べられると傷ついた
#1　自尊感情慢性的低下
兄に「つらくていなくなりたい，２万円ではやりくりができない
・母からの情報：周囲からの言葉かけに対して被害的に受け取っていることが多い
収入がない
劣等感
小学校：忘れ物が多く注意を受け，中学では，話を聞かないで注意を受ける，対人関係が苦手
周囲の人との関係の悪化
眠れないときには音楽を聴いて寝るようにしている
サマランカ教育を行っている私立高校・大学を卒業
仕事の確認や報告不足により先輩から指導を受ける
１年後に退職
利用者から注意を受け，いやな体験を思い出すと眠れない
不安になり混乱し，壁や机に頭を何回も打ち付けた
不眠，頭痛，倦怠感から集中力低下
電気通信系の会社に就職
休養と診断目的で医療保護入院
就労継続支援Ｂ型の施設に通う
・処方内容：：睡眠，不安
マイスリー 10mg
あワイパックス 0.5mg
「僕ばっかり悪者にして，作業に行きたくなくなった」

本事例のポイント

発達障害は，①知的発達障害群，②自閉症スペクトラム障害群，③特異的発達障害の３つに大きく分けられる．本事例は，自閉症スペクトラム障害群のひとつであるアスペルガー症候群を想定した事例である．アスペルガー症候群は，知的機能が普通に発達し，言語・認知能力もあまり遅れはないが，社会性や「こだわり行動」，自閉的症状がみられる．そのため，社会に適応していくなかで負荷がかかったときに，不適切な対処行動が目立ち，成人期になって発達障害と診断されることが多い．

本事例では，ある程度，社会に適応して生活していたが，就職，就労継続Ｂ型への通所で求められる作業能力や対人能力には適応できず，引きこもりという非効果的な対処行動に至った．

引きこもりに対する支援のポイント[5]としては，【生活の構造化や生活リズムを整える支援】，【社会的スキルや対人スキルの獲得を促し，社会とつながれるための支援】，【障害や症状，不適応行動に対する支援】【家族支援】などがある．また，【他職種との連携をマネジメントする役割】も重要である．

Ｆさんが，生活の構造化や生活リズムを整え，就労継続支援Ｂ型への通所の再開につながるように支援する．自尊心の慢性的低下に対しては，社会的スキルや対人スキルの獲得，症状への不適応行動に対する支援を通して，自信を取り戻し，社会とつなげていく．親亡き後の生活までを考え，自宅以外にも居場所をつくることは重要である．

家族の経済的な変化に対して，金銭管理ができない課題もある．金銭管理は，家族の退職までの年数，年間の家計費，固定資産税の額など一つひとつを学ぶという形で取り組んでいく．この金銭管理に対するアセスメントは重要で「人の生き死に」にかかわってくる．

50・80 問題のように親亡き後の生活への支援を考えることも今後必要となってくる．精神障害者保健福祉手帳を取得し，障害者としての支援サービスを利用できるか検討していく．

〈引用文献〉

1）辻井正次：成人になった発達障害の人たちが抱える課題と可能性．臨床心理学，14(5)：617-628，2014．
2）広辞苑無料検索 心理学事典
https://sakura- paris.org/dict/%E5%BF%83%E7%90%86%E5%AD%A6%E8%BE%9E%E5%85%B8/prefix/%E8%87%AA%E5%B0%8A%E6%84%9F%E6%83%85
3）リンダ J. カルペニート：看護診断ハンドブック．第 10 版，医学書院，2014，p526．
4）遠藤由美：「自尊感情」を関係性からとらえ直す．実験社会心理学研究，39(2)：150-167，2000．
5）川田美和：青年・成人期の広汎性発達障害をもつ人とその家族への訪問看護の役割の検討．兵庫県立看護学部・地域ケア開発研究所紀要，20：55-67，2013．

〈参考文献〉

1）精神保健福祉士養成セミナー編集委員会：精神保健学－精神保健の課題と支援－．第 6 版，へるす出版，2017．
2）主婦の友社 編：発達障害を持つ子どもの心ガイドブック．主婦の友社，2011．
3）黒田裕子 監修：看護診断のためのよくわかる中範囲理論．第 2 版，学研，2015．
4）辻井正次・村瀬嘉代子 編：臨床心理学　83　成人期の発達支援．金剛出版，第 14 巻第 5 号：619-644，2014
5）T. ヘザー・ハードマン，上鶴重美・他編：NANDA－Ｉ看護診断　定義と分類 2021～2023．原書第 12 版，医学書院，2021．

COLUMN

誤信念課題

発達障害の特徴に「空気が読めない」「当たり前のことがわからない」といった状況がある．発達心理学における「サリーとアン課題」（誤信念課題）（Baron-Cohen et al., 1985）がある．誤信念課題とは，ある人が心の理論をもっているか否かをみるためのものである．

「サリーとアン課題」
①サリーとアンの2人が部屋の中で遊んでいます．
②サリーは自分の人形をかごの中に入れて部屋を出ます．
③サリーが出ていった後に，アンはかごの中の人形を自分の箱の中に隠します．
④部屋に戻ってきたサリーは，もう一度人形で遊ぶためにどこを探すでしょう？

このテストは自分の視点以外（サリーの視点）に立てるかどうか，そしてサリーの「人形はカゴの中にある」という信念を理解できるかどうかというテストである．

正解は「サリーは（サリーの）カゴの中を探す」だが，一般的に4歳未満の子どもの場合には「サリーは（アンの）箱の中を探す」と答えるといわれている．これは自分のもっている知識と第三者がもっている知識が違うことを理解できず，サリーではなくその子ども自身が，いまどこに人形があるのか，わかっているほうを指してしまうからである．

自閉症児の言語の獲得時期は9歳ごろといわれている．そのため「空気が読めない」「当たり前のことがわからない」といった状況がおきやすく，友だちとのトラブルが多くなったり，絵本や教科書の登場人物の心情の読み取りが難しかったりすることが予想される．

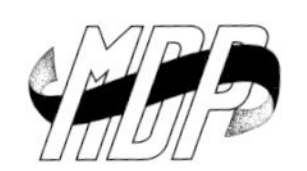

全人的視点にもとづく
精神看護過程　第2版　ISBN978-4-263-23756-4

2014年 3 月25日　第1版第 1 刷発行
2020年 1 月10日　第1版第 8 刷発行
2021年 9 月10日　第2版第 1 刷発行

編　著　白石壽美子
　　　　武政奈保子
発行者　白　石　泰　夫

発行所　医歯薬出版株式会社

〒113-8612　東京都文京区本駒込1-7-10
TEL.（03）5395-7618（編集）・7616（販売）
FAX.（03）5395-7609（編集）・8563（販売）
https://www.ishiyaku.co.jp/
郵便振替番号 00190-5-13816

乱丁，落丁の際はお取り替えいたします　印刷・あづま堂印刷／製本・皆川製本所